Der **Figurmacher**

Schlank. Stark. Selbstbewusst.

Andreas Scholz

Motivation: Nina Smith

HEEL

DANKSAGUNG

Als erstes möchte ich Dr. Peter Preuß für den Kontakt zum HEEL Verlag und seine Hilfe zur Ausarbeitung der Trainingsinhalte danken. Dem HEEL Verlag gebührt besonderer Dank, weil er mir sämtliche Freiheiten bei der Erstellung dieses Werkes gelassen hat. Doch wäre ich nie so weit gekommen dieses Buch zu schreiben, wenn nicht unzählige Damen mir ihr vollstes Vertrauen zur Verbesserung ihrer Figur entgegengebracht hätten. Diese Damen sind für mich Idole und somit Vorbilder für alle, die ihre Figur, ihre Gesundheit und ihr Denken verbessern möchten. Mir war es deshalb auch besonders wichtig, dass einige Damen auch wenigstens kurz ihre Meinung zum Thema Krafttraining und eiweißreiche Ernährung einbringen können. So wird dieses Buch kein wissenschaftliches Nachschlagewerk, sondern ein Buch aus der Praxis. Rein wissenschaftliche Bücher gibt es genug. In der Praxis hat mir Aline Zier sehr geholfen. Sie ist Lehrerin, Logopädin und trägt den Titel der Miss Fibo Beauty. Sämtliche Trainingsbilder wurden mit ihr aufgenommen und sie musste nicht nur einmal unter meinen Trainingsanweisungen leiden. Doch das Wissen über Training und Ernährung alleine nützt nichts, wenn man das Wissen nicht anwendet. Häufig ist es die fehlende Motivation, die einen davon abhält, das Programm durchzuziehen. Vielen Dank an Nina Smith, die sich spontan bereit erklärt hat, den Part Motivation zu übernehmen.

Die Frau, der ich am meisten danken muss, ist meine Ehefrau Miriam. Als Referent und Kongressredner bin ich manchmal nur 10 Tage im Monat zu Hause – und wenn ich da bin, gibt es immer viel zu tun. Liebe Miriam, vielen Dank, dass du alles mitmachst, damit ich meine Visionen wahr werden lassen kann. Du stehst immer hinter mir, auch wenn ich manchmal vor Arbeit kein liebes Wort für dich finde. Du bist mein Fels in der Brandung.

Andreas Scholz

Für Naomi. Du hast mir den schönsten denkbaren Titel verliehen: „Mami". Nur mit dir tanze ich Pirouetten auf der Königstraße, nur mit dir ist Cabrio zu fahren der beste Weg, ein Windrad anzutreiben, nur mit dir treffe ich Drachen und Zwerge und Elfen. Du bist die Erfüllung meines größten Traumes. Dem Traum vom Glücklich sein und von einer Liebe, wie es keine zweite gibt. Dafür danke ich dir von ganzem Herzen, kleiner Schneckenfreund.

Für Opa. Weil ich ohne dich Faust nie so lieb gewonnen hätte. Weil deine Geschichtsstunden stets die besten waren. Weil es schön ist, voller Stolz von dir erzählen zu dürfen. Weil ich ohne dich nicht wäre, wer ich heute bin.

Für Oliver. Der Erlkönig konnte dich mir nicht rauben, hat mein Schwesterherz geängstigt, aber nicht gebrochen. Danke, dass du gekämpft hast. Danke, dass du mich nicht allein gelassen hast. Danke, dass es dich gibt.

In Liebe, Nina – Mami, Enkeltochter, Schwesterherz.

INHALT

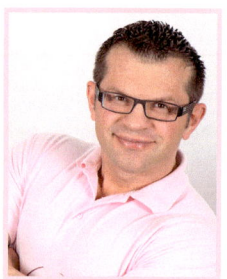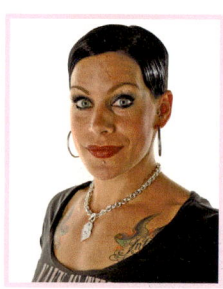

Die Autoren: Andreas Scholz und Nina Smith

Liebe Leserinnen!

„Es gibt keine hässlichen Frauen, nur Ungepflegte." Dieses Zitat stammt von der Kosmetikpionierin Helena Rubinstein. Auch das vorliegende Buch handelt von Kosmetik: Der speziellen Kosmetik des Make-ups von innen. Das Make-up von innen wird Ihren Körper straffen und Ihre Haut faltenfrei bügeln. Schon erraten, worum es geht? Es geht um Ihre Muskeln. Muskeln sind die Bügeleisen von innen. Die Muskulatur macht Ihre Figur. Nur die Muskulatur kann die Haut nach außen drücken und faltenfrei spannen. Der Knochen kann das nicht. Deswegen bringt Hungern nichts als gesundheitliche Nachteile. Die trainierte Muskulatur hat so viele Vorteile. Sie verbrennt 24 Stunden am Tag Körperfett, stabilisiert Ihre Knochen, bildet wichtige Stoffe für ein gesundes Immunsystem und macht Sie glücklich, stark und selbstbewusst. Muskeln sind für alle da. Nicht nur für Männer. Leider wird mit dem Wort Muskeln auch immer gleich etwas Negatives assoziiert. Wenn Sie das Buch durchgelesen haben, werden Sie Ihre Muskulatur lieben, schätzen, trainieren und regelmäßig mit Nährstoffen versorgen. Ich werde Ihnen anhand von Beispielen ganz normaler Frauen – also keine Fotomodels oder Schauspielerinnen – zeigen, wie Sie es schaffen, noch hübscher und knackiger zu werden. Lernen Sie von den Besten! Für mich sind es die Besten. Es handelt sich um Kundinnen von mir oder von befreundeten Trainerkollegen. Ich bin sehr stolz auf diese Damen. Freuen Sie sich darauf!

Vor vielen Jahren habe ich angefangen, Frauen zu trainieren. Frauen sind einfach schöner. Sie machen sich mehr Gedanken über ihr Aussehen und ihre Wirkung auf das andere Geschlecht. Frauen sind ehrgeiziger und zielstrebiger als Männer. Ein weiterer Vorteil ist, dass sie Rat annehmen. Meistens sind es auch die Frauen, die Gebrauchsanweisungen neuer Produkte lesen. Schnell musste ich feststellen, dass nicht jede Frau gleich gut auf ein Trainingsprogramm reagiert. Manchmal verschlimmerte sich die Figur sogar. Ich fragte mich jahrelang, woran das liegt. Die Antwort scheint in der Genetik und im Hormonstatus zu liegen. Nachdem mir das bewusst geworden war, habe ich in den letzten Jahren ein Trainings- und Ernährungssystem entwickelt, das aus jeder Frau das Beste hinsichtlich ihrer Figur macht. In diesem Buch stelle ich Ihnen die verschiedenen Körpertypen vor.

Nach dem Studium dieses Buches bitte ich Sie, die drei folgenden Figurfragen zur bestmöglichen persönlichen Figurverbesserung zu beantworten:

1. Finden Sie heraus, zu welchem Körpertyp Sie gehören.
2. Finden Sie heraus, warum die Kombination von Training und Ernährung so wichtig für Ihren Erfolg ist.
3. Finden Sie heraus, wie Sie geduldig und beständig bleiben sowie eine positive Einstellung auf dem Weg zum Ziel bewahren.

Anschließend übernehmen Sie die Verantwortung für das Resultat, ganz gleich ob gut oder schlecht.

Der wichtigste Faktor für Ihren Erfolg ist aber nicht das Wissen zum Thema Training und Ernährung, sondern Ihr Wille, Ihre Motivation. Diese Erkenntnis habe ich während des Schreibens dieses Buches erlangt und es dementsprechend um dieses Kapitel erweitert.

Der Erfolg ist die Ernte Ihrer Gedanken.

Wichtig sind also Ihre Gedanken, Ihre Wünsche, Ihre Träume, die Sie verwirklichen möchten. Weil dies so wichtig ist, habe ich Nina Smith gebeten, mir bei diesem Thema zu helfen. Nina ist Mutter und Traumerfüllerin. Sie hilft mir in diesem Buch, die Frauen noch besser zu verstehen und an ihr Ziel zu führen. Ich helfe Nina bei ihrem Training und der Ernährung. Durchziehen muss sie es aber selbst. Nina kennt als ehemalige Mitarbeiterin eines Fitnessstudios sämtliche Ausreden. Jede einzelne wird sie entkräften. Mittlerweile hat Nina ein Luxusproblem: Sie braucht neue Hosen. Das von mir verordnete Polifting-Programm zeigt Wirkung, die alten Jeans passen nicht mehr. Der Po steht jetzt ab und es müssen figurbetonte Jeans gekauft werden. Wirklich ein Luxusproblem …

Was wird Sie also erwarten? Von mir bekommen Sie die technischen Facts zur Verbesserung von Gesundheit und Figur. Ab und an werde ich auch Motivationstipps einfließen lassen. Nina wird in Ihnen jedoch ein Feuer der Begeisterung für Ihren neuen Körper entfachen. Freuen Sie sich auch darauf!

Ihr Andreas Scholz – **Figurmacher**
Ihre Nina Smith – **Mutter und Traumerfüllerin**
Hamburg im Februar 2011

Der Figurmacher

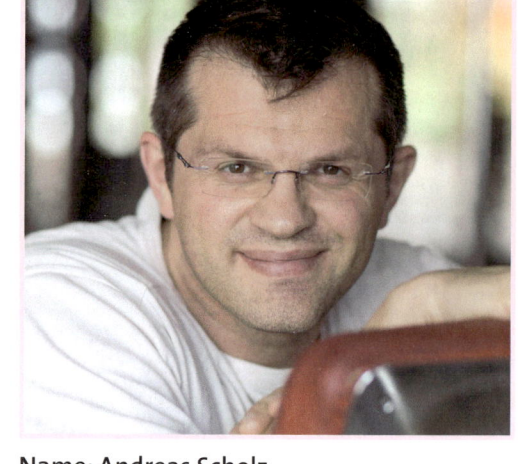

Name: Andreas Scholz
Beruf: Figurmacher

Damit Sie sich ein besseres Bild von mir und meiner Arbeit machen können, habe ich mich von Anna Maria Beekes einen Nachmittag lang begleiten lassen.
Anna Maria Beekes ist freie Journalistin. Einer ihrer Schwerpunkte sind Gesundheits-, Fitness- und Ernährungsthemen.

Ein typisches Figurtraining

Andreas Scholz aus Hamburg will Frauen „knackig statt klapprig" machen – mit knallhartem Krafttraining

Wibke Hetfeld ist eine attraktive junge Frau, die gern und viel lacht. Im Moment jedoch ist ihr hübsches Gesicht vor Anstrengung verzerrt und rot angelaufen. Keuchend wuchtet die 28-Jährige eine Fünf-Kilo-Hantel in die Höhe, ihr Arm zittert sichtlich, prustend lässt sie die Hantel wieder sinken. „Endlich fertig?", stöhnt sie. „Einmal müssen wir noch, na los, streng' dich an", sagt der Mann neben ihr unerbittlich. Ihm sieht man deutlich an, dass ihm der Umgang mit Hanteln nicht unbekannt ist. Mit der Brille, dem spitzbübischen Grinsen und dem breiten Hamburger Dialekt wirkt Andreas Scholz auf den ersten Blick sympathisch – Wibke Hetfeld jedoch scheint das momentan wenig zu interessieren. „Foltermeister", zischt sie. Alle sechs Wochen trifft sie sich gemeinsam mit ihrer Kollegin Anja Späker in einem Düsseldorfer Fitnessstudio mit

Scholz – und lässt sich freiwillig piesacken. „Der kann einen ganz schön quälen", sagt Anja Späker lächelnd.

„Figurmacher" nennt sich Andreas Scholz selbst. „Ich will den Frauen zeigen, wie sie auf gesundem Weg eine knackige Figur bekommen", sagt der 41-jährige Familienvater, der vor Jahren seinen Beamtenjob kurzerhand an den Nagel hängte, das Abitur in der Abendschule nachholte und an die Uni ging, um Ernährungswissenschaften zu studieren und im Fitnessbereich tätig zu werden. „Knackig statt klapprig" nennt er sein Konzept. Es richtet sich ausdrücklich nicht an Frauen, die sich „Richtung Size Zero 'runterhungern" wollen, sagt Scholz. „Die Frauen in den Magazinen sehen doch nicht schön, sondern krank aus – und oft sind sie das auch." Mangelernährung und in deren Folge schlechte Haut, spröde Haare und schließlich Krankheiten wie Osteoporose durch den Kalziummangel – „das kann doch kein Ziel sein".

Was Scholz mit seinen „Patientinnen" macht, ist im Grunde nichts anderes als klassisches Bodybuilding – „aber man nennt es nicht gern so", sagt er. „Viele haben Vorurteile und denken bei Bodybuilding sofort an Steroide und aufgepumpte, eingeölte Körper." „Figurtraining" oder „Body Shaping" kommen als Begriffe besser an. „Gerade Frauen haben oft Angst davor, mit schweren Gewichten zu trainieren, stellen sich stattdessen lieber stundenlang auf den Stepper oder gehen zum Bauch-Beine-Po-Kurs." Bringt das etwa nichts? „Doch, klar, man vertreibt sich die Zeit und lernt nette Leute kennen", sagt er mit einem Augenzwinkern.

Frauen wie Anja Späker und Wibke Hetfeld, sagt Scholz, „haben einfach verstanden, dass Muskeln für alle da sind, nicht nur für die Männer." Muskelaufbau, erklärt er, sei der Schlüssel zu dem, was sich die meisten Frauen wünschten: „Ein schlanker Körper mit straffer Haut. Es ist ein ganz einfaches Rezept: Die Muskeln, die man aufbaut, drücken die Haut nach außen, und dadurch werden die Konturen gebildet." Außerdem, so Scholz, bringen gerade die Muskeln die Fettverbrennung in Schwung. Sorgen, wie Arnold Schwarzenegger auszusehen, müsse sich dabei keine Frau machen. „Das ist bei den allerwenigsten Frauen überhaupt möglich, also ruhig ran an die Hanteln." Anja Späker fasst es lapidar zusammen: „Eisen macht schön."

Scholz trainiert zwar auch mit Männern, sagt aber: „Frauen sind ehrgeiziger, zielstrebiger und nehmen auch mal einen Rat an – Männer lesen ja nicht mal Bedienungsanleitungen." Welchen Typ Frau er vor sich hat, sieht Andreas Scholz auf den ersten Blick. „Es gibt Frauen mit schmalen Schultern, die vor al-

lem an den Beinen zunehmen. Andere, mit schlanken Beinen, nehmen als Erstes an der Hüfte zu, wieder andere sind von oben bis unten gerade, die bekommen dann oft diese Winke-Winke-Arme." Sein Training schneidet er deshalb speziell auf die Voraussetzungen und Bedürfnisse der Frauen zu. „Ich erkenne oft schon am Handgelenk eines Menschen, welches Training das beste für ihn ist", sagt er.

Im Vordergrund, betont der Ernährungswissenschaftler, sollte aber nicht die Figur, sondern die Gesundheit stehen. „Mit einem guten Training tut man auch seinen Knochen, seinem Immunsystem und dem Herzen etwas Gutes." Ohne Ernährungsdisziplin geht aber auch beim besten Training nichts, betont Scholz. „Wenn ich vor dem Training ein Stück Schwarzwälder Kirschtorte futtere, kann ich es auch direkt bleiben lassen – dann verbrennt der Körper nämlich kein Fett, sondern nur Zucker."

Wibke Hetfeld ist inzwischen bei der letzten Übung angelangt – der Bauch muss dran glauben. Auf einer Trainingsbank liegend, die Hände hinter dem Kopf an einer Stange verschränkt, schwingt sie die Beine in die Luft, allein durch die Kraft der Bauchmuskeln, acht Mal hintereinander. Dann darf sie sich ganze zehn Sekunden erholen, bevor das Ganze von vorn losgeht, wieder acht Mal. Insgesamt acht „Sätze" muss sie bei diesem Intervalltraining absolvieren, am Ende kann sie die Beine kaum mehr heben – und sieht glücklich aus. „Geschafft", sagt sie, bevor sie in der Umkleidekabine verschwindet – das fröhliche Lachen ist wieder da.

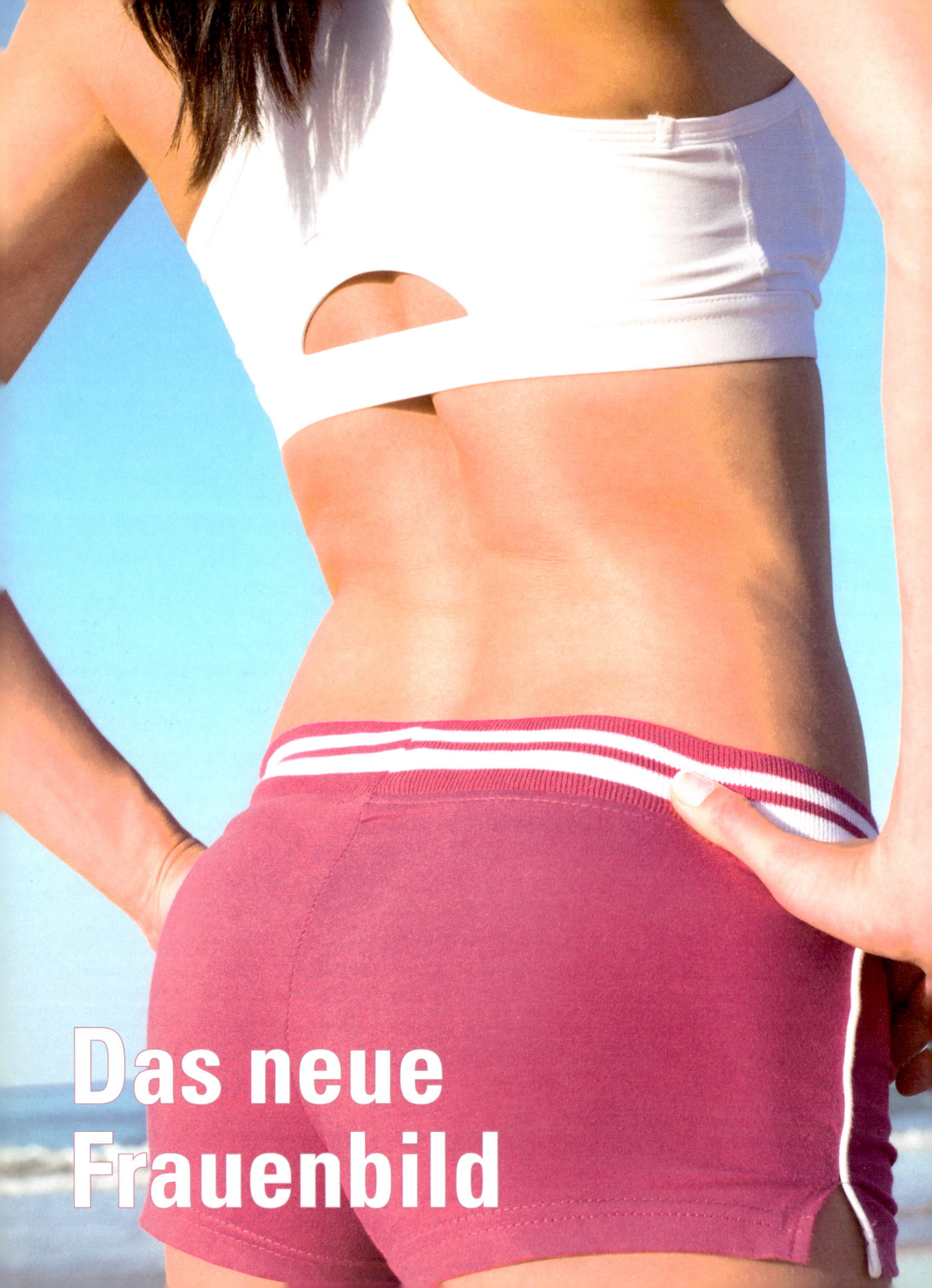

Das neue Frauenbild

Knackig statt klapprig –
Zeit für ein neues Frauenbild

Knackig statt klapprig – das ist meine Leitlinie für gesunde und attraktive Frauen. Size Zero sollte nie das Ziel sein, wenn man ansprechend aussehen möchte. Das ist nicht attraktiv, das ist krank! Frauen sollten ihren Körper regelmäßig trainieren und mit Nährstoffen versorgen. Das ist gesund und attraktiv!

Wenn Sie sich die Frauenzeitschriften anschauen, dann werden Sie schnell feststellen, dass die Fotomodelle allesamt sehr dünn bzw. mager sind. Zusammen mit dem neuen „Nude-Look" sehen diese Frauen eher krank als gesund aus. Aber sie sind das Vorbild für viele junge Mädchen. Da wird gehungert was das Zeug hält, um auch die Hosengröße Zero tragen zu können.

Die Folge ist Mangelernährung. Es fängt an mit schlechter Haut und spröden Haaren, aber die Haut kann ja überschminkt werden. Für die Haare gibt es ja die Haarkur. Geld für Make-up, Haarkuren usw. ist immer da und daher nie ein Problem. Und wenn dann doch trotz des Herunterhungerns Dellen oder Streifen am Bein sichtbar werden, dann wird die Zaubercreme aufgetragen. Später bildet sich dann Osteoporose, bedingt durch den Kalziummangel. Aber das ist ja noch lange hin. Hauptsache schlank bzw. mager.

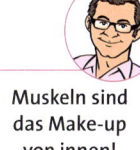

Muskeln sind das Make-up von innen!

Machen Sie es besser und lesen Sie, wie unsere Idole es im Alltag schaffen, sich knackig zu trainieren und entsprechend richtig zu ernähren. Glauben Sie mir, die meisten Männer lieben Frauen, an denen etwas dran ist. Sie werden nicht nur knackiger, sondern auch gesünder.

> Die Leitlinie „Knackig statt klapprig" beinhaltet im Wesentlichen:
> - Regelmäßig essen – fünfmal am Tag
> - Eiweißreich essen – dazu gehören auch Figur-Shakes
> - Regelmäßig trainieren – dreimal wöchentlich – hauptsächlich intensives Krafttraining
> - Zufuhr von Nahrungsergänzungen – abgestimmt auf den Trainingsplan

Bodybuilding für Frauen: Ein Konzept aus der Praxis und eine neue Sichtweise

Sie fragen sich bestimmt, was jetzt Neues kommt. Eigentlich nichts Neues, sondern nur etwas aus der Praxis, von einem Praktiker, gelebt von erfolgreichen, glücklichen, knackigen Frauen.

Das in diesem Buch vorgestellte Konzept beruht auf Praxiserfahrungen und ist unterfüttert mit wissenschaftlichen Erkenntnissen. Doch leider gibt es weder zum Thema Figurtraining/Figurernährung, noch zu den verschiedenen Körpertypen aussagekräftige Erkenntnisse. In der Krafttrainingswissenschaft beschäftigt man sich nur mit Maximalkrafttraining, Hypertrophie (Muskelaufbautraining) und Kraftausdauertraining. Mir ist nicht bekannt, dass sich Sportwissenschaftler schon mal die Mühe gemacht haben, Studien darüber zu erstellen, wie man ein Bein schlank trainieren kann. Es geht immer nur um Kraft und Schnelligkeit. Das ist für olympische Sportarten ja auch wichtig. Doch gibt

Aline Zier

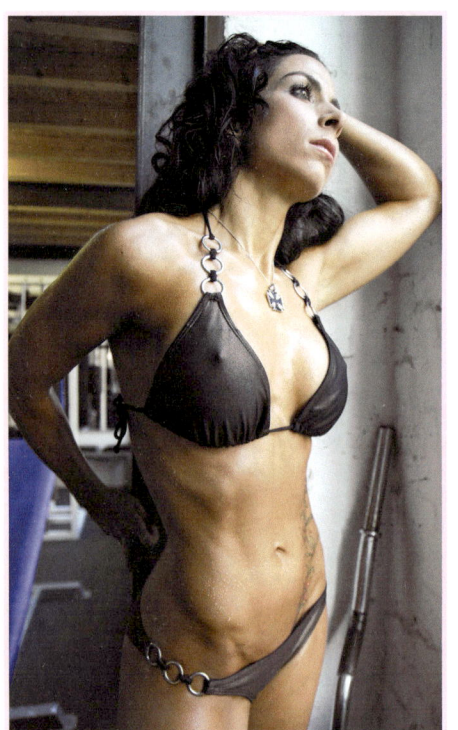

es unzählige Pilotstudien und Anwendungsbeispiele, wie man Beine und Bauch schlank trainiert. Sie werden im Fitnessstudio von Frauen durchgeführt, die sich auf einen Bikini- oder Figurwettkampf vorbereiten. Dabei handelt es sich um Trainingsprinzipien und Ernährungsrichtlinien aus dem Bodybuilding. Hoppla, habe ich Bodybuilding geschrieben? Ja, habe ich. Mit voller Absicht. Sie können Bodybuilding hässlich oder eklig finden, aber Sie müssen zugeben, dass die Personen, die nach den Bodybuilding-Prinzipien leben, die Einzigen sind, die sich figürlich verändern. Eine Frage der Lebenseinstellung. Doch Bodybuilding ist nicht nur das, was Sie vielleicht aus den Zeitschriften kennen. Es geht doch auch um die Figur. Ich stelle Ihnen hier einige Damen vor, die den Bodybuilding-Lifestyle leben. Eine Dame, die Sie im ganzen Buch immer wieder finden werden, ist Aline Zier. Sie betreibt Bodybuilding. Für die Figur.

Hier ein Bild von Aline. Bitte sehen Sie in Zukunft den Begriff Bodybuilding mit anderen Augen: Es gibt nicht nur die Schwergewichtsklassen. Es gibt auch die Bikini- und Figurklassen.

Bodybuilding – Eine neue Sichtweise

Die Zeiten, in denen man das Arbeiten am eigenen Körper als „Bodybuilding" bezeichnet hat, sind eigentlich vorbei. Dabei beschreibt dieser Begriff sehr gut, um was es geht: Man formt seinen Körper. Und zwar nach den eigenen Wünschen, aber vor allen Dingen auch nach den eigenen Bedürfnissen.

Viele Menschen haben nämlich über kurz oder lang Probleme mit ihrem Körper. Dadurch, dass unsere Gesellschaft vielfach an Bewegung und körperlicher Aktivität verloren hat, fehlt uns der physische Ausgleich zur verkopften Arbeitswelt. Bemerkbar macht sich das dann in sogenannten „Volkskrankheiten". Ganz oben auf der Liste stehen Rückenprobleme. Diese sind oftmals ein Ergebnis von zu wenig bzw. zu schwacher Muskulatur. Das ist ja auch einleuchtend. Alles was man nicht benutzt, bildet der Körper nicht weiter aus. Eine völlig logische Schlussfolgerung und in diesem Moment für Ihren Körper mehr als sinnvoll, denn es kostet Energie, Muskeln „am Leben" zu erhalten. Dazu später mehr. Zunächst möchte ich noch auf weitere „Volkskrankheiten" eingehen. Eine weitere weitverbreitete Krankheit ist ein schwaches Herz-Kreislauf-System. Mit allen schädlichen Folgen, die daraus resultieren können: Schlaganfall, Herzinfarkt, Bluthochdruck und vieles mehr.

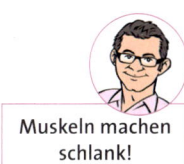

Muskeln machen schlank!

Sie kennen das alles, auch Sie haben einen stressigen Beruf, der Ihnen nicht die Bewegung verschafft, die Sie bräuchten, um sich wohl und gesund zu fühlen? Ihr Rücken schmerzt und das schlechte Gewissen, zu wenig für Ihre Gesundheit zu tun und damit eventuell drohenden Bluthochdruck oder schlechte Cholesterinwerte zu riskieren, ist allgegenwärtig? Ich habe die Lösung für Sie, und es ist viel einfacher, als Sie glauben.

Wie viele Menschen heutzutage wollen Sie etwas für Ihre Gesundheit tun, und wenn dabei ein knackiger Körper herausspringt, der auch wieder in die alte Jeansgröße passt, würde Sie das auch nicht stören?

Der Weg und das Ziel ist das althergebrachte „Bodybuilding". Fürchten Sie sich bitte nicht vor diesem Wort. Hören Sie auf, es mit unendlichen Muskelbergen zu verbinden und mit Frauen, die gar nicht mehr nach Frauen aussehen.

Wir können uns ja einigen: Von nun an benutzen wir einfach den Begriff „gesundheitsorientierter Kraftsport" und meinen damit Bodybuilding. Wenn es Ihnen jetzt besser geht, ist das doch schön. Aber was Sie tun sollten, um Ihre Ziele zu erreichen, ist, das uralte Prinzip des Bodybuildings zu verfolgen. Natürlich mit einer zu Ihrem Körpertyp passenden Trainingsform und Ernährung. Sie müssen keine Angst haben, Sie werden morgen nicht zum Hulk mutieren – ganz im Gegenteil: Mit dem richtigen Training und vor allen Dingen der richtigen Ernährung erhalten Sie das, was Bodybuilding verspricht: einen gesunden, nach Ihren Wünschen geformten Körper.

Ein gesunder und schöner Körper dank richtigen Trainings und richtiger Ernährung.

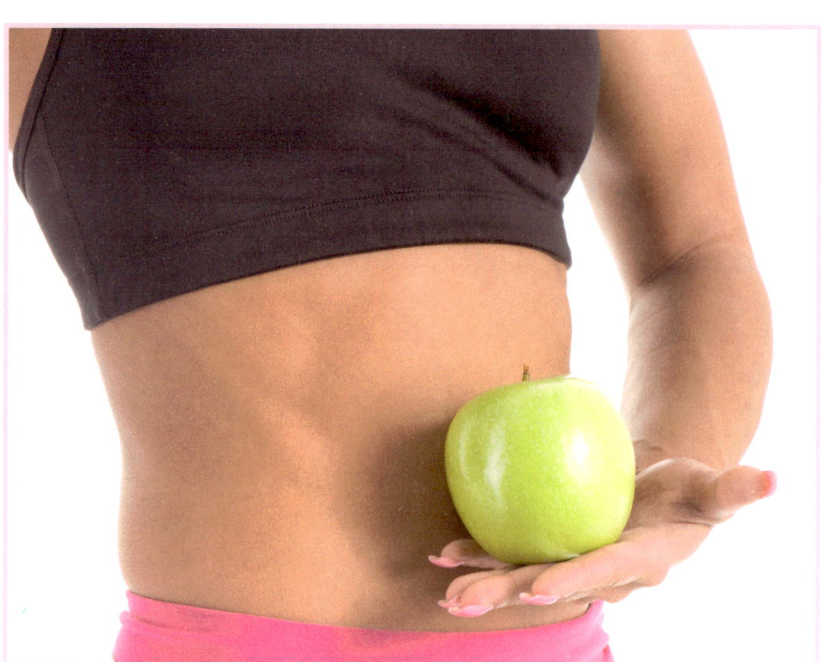

Motivations-Tipp: Glücksmomente schaffen

Nehmen Sie sich heute vor, mindestens einen wildfremden Menschen zum Lächeln zu bringen. Machen Sie der gestressten Kassiererin ein Kompliment, bedanken Sie sich beim Postboten, dass er seit Jahren bei Wind und Wetter die Post bringt, sagen Sie einem fremden Menschen, dass ihm oder ihr dieses Outfit super steht – einfach so, weil Ihnen danach ist. Brechen Sie das peinliche Schweigen im überfüllten Aufzug durch einen Scherz. Das kostet vielleicht zunächst Überwindung. Eines verspreche ich Ihnen jedoch: Menschen zum Lächeln zu bringen, das kann süchtig machen. Süchtig nach mehr Glücksmomenten.

Nun noch einmal zu der Energie, welche die Muskeln einfordern. Weiter oben habe ich bereits erwähnt, dass der Körper nicht benutzte Muskulatur abbaut, weil sie ihn sonst zu viel Energie kostet. Das ist eigentlich ein Nachteil, denken Sie? Natürlich, Sie müssen etwas tun, um Muskeln aufzubauen. Die Muskeln brauchen den richtigen Trainingsreiz und die richtigen Nährstoffe, um wachsen zu können. Andernfalls, wenn Sie sich nicht bewegen und Ihrem Körper auf gut Deutsch nur „leere Versprechungen" machen, was Ihre Ernährung betrifft, dann werden Sie immer weniger Muskeln haben. Diese werden dafür durch mehr Körperfett ersetzt. Lassen Sie uns diesen „Nachteil" zum Vorteil machen. Denn eins steht fest: Die Investitionen, die Sie in Ihren Körper stecken, jede Schweißperle, jede gute Mahlzeit und jedes „Nein!" zu Ihrem alten Lebensstil, all das wird sich bezahlt machen. Es ist Fakt, dass Muskeln auch im Ruhezustand mehr Energie verbrennen. Ein riesiger Vorteil. Das heißt, je besser Sie trainieren, je besser Sie sich ernähren, desto mehr Muskeln bekommen Sie. Und genau diese Muskeln heben Ihren täglichen Grundumsatz an Energie. Auch wenn Sie im Büro sitzen und die Muskeln im Moment nicht benutzen. Eine ganz fantastische Leistung Ihres Körpers. Anders formuliert: Muskeln sind Luxus! Gönnen Sie sich diesen Luxus, aber erwarten Sie nicht, ihn geschenkt zu bekommen. Alle schnellen Versprechungen, alle Blitzdiäten gehören in den Müll. Sie müssen etwas tun für Ihren Erfolg – und ich zeige Ihnen, wie das geht!

Aber mit einem gesünderen Körper, weniger Rückenschmerzen und einem guten Blutbild lasse ich Sie nicht gehen. Als Sahnehäubchen obendrauf erhalten Sie auch endlich optisch den Körper, den Sie sich schon immer formen wollten – und zwar durch Bodybuilding. Außerdem wird sich Ihr Selbstbewusstsein enorm steigern, da Sie für Ihren Einsatz dieses Mal belohnt werden. Sie haben sich am Ende Ihren Körper und Ihre Gesundheit verdient!

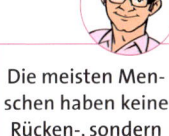

Die meisten Menschen haben keine Rücken-, sondern Muskelprobleme.

Bitte hören Sie auf, Ihr Selbstwertgefühl ständig einzudämmen, nur weil sie auf leere Versprechungen sogenannter Blitzdiäten hereinfallen. Diese sind von Hause aus zum Scheitern verurteilt. Diese Wunderdiäten werden nicht dem Prinzip Ihres Körpers gerecht, dort wird Ihr Körper meist durch eine drastische Kalorienkürzung und einen Trainings- und Ernährungsplan, den niemand länger als zwei Wochen durchhalten kann, ausgebremst: der Körper hat zu wenig Energie, er verliert Muskulatur. Ihr Grundumsatz sinkt folglich, und wenn Sie dann – was in diesem Fall normal ist – in Ihr altes Muster zurückfallen, passiert das, was Sie als Jo-Jo-Effekt kennen. Sie wollen das nicht, aber das Scheitern ist vorprogrammiert, Sie tappen von Anfang an in eine Falle.

Vertrauen Sie auf Bodybuilding – oder von mir aus auch auf gesundheitsorientierten Kraftsport. Dieses Prinzip hat sich bewährt. Tausende Menschen haben es auf diese Weise geschafft, sich ihren Traumkörper zu bilden. Machen Sie doch bitte mit.

• Bodybuilding beschreibt die Entwicklung des Körpers und seiner sport-motorischen Fähigkeiten, d. h. Ausdauer, Beweglichkeit, Kraft, Koordination und Schnelligkeit.

• Bodybuilding ist für viele Personen die wirksamste, risikoloseste und effektivste Möglichkeit, den Körper nach individuellen Gesichtspunkten zu formen und zu trainieren. Der Bogen spannt sich dabei vom Freizeittraining und Figurtraining über Rehabilitation und Prävention bis zur extremen sportlichen Zielsetzung (Leistungs- oder Wettkampf-Bodybuilding).

• Bodybuilding ist ein idealer Fitnesssport und die Möglichkeiten sind so vielfältig und überzeugend, dass immer mehr Frauen und Männer jeden Alters aus allen Berufsgruppen Bodybuilding als Oberbegriff für viele sportliche Tätigkeiten mit dem Hauptziel der körperlichen Fitness betreiben. Dabei ist das Verletzungsrisiko äußerst gering und laut namhafter Sportmediziner in der Nähe des Angelsports einzuordnen.

Lerne von den Besten

Spüren Sie Ihre Muskeln beim Training!

Das war schon immer meine Devise. Ich spreche lieber mit erfolgreichen Damen als mit Theorieprofessoren. Dieses Konzept beruht also auf vielen Erfahrungen von mir und anderen Trainern und Trainerinnen und Athletinnen. Wissenschaftler mögen mir verzeihen, wenn ich kaum Fremdwörter benutze. Die Leserin wird es mir danken. Dieses Buch soll kein Nachschlagewerk sein, sondern eine Anleitung zum Handeln. Mir ist es wichtig, dass Sie Ihren Körper verstehen. Wer kann das besser als Sie selbst. In den meisten Büchern wird ganz genau beschrieben, welcher Muskel trainiert, Ansatz und Ursprung usw. Mich langweilt das. Ich will Ergebnisse. Für Sie. Deswegen ist es wichtig, das „Ballgefühl" für den Muskel zu entwickeln. PUT MIND IN THE MUSCLE.

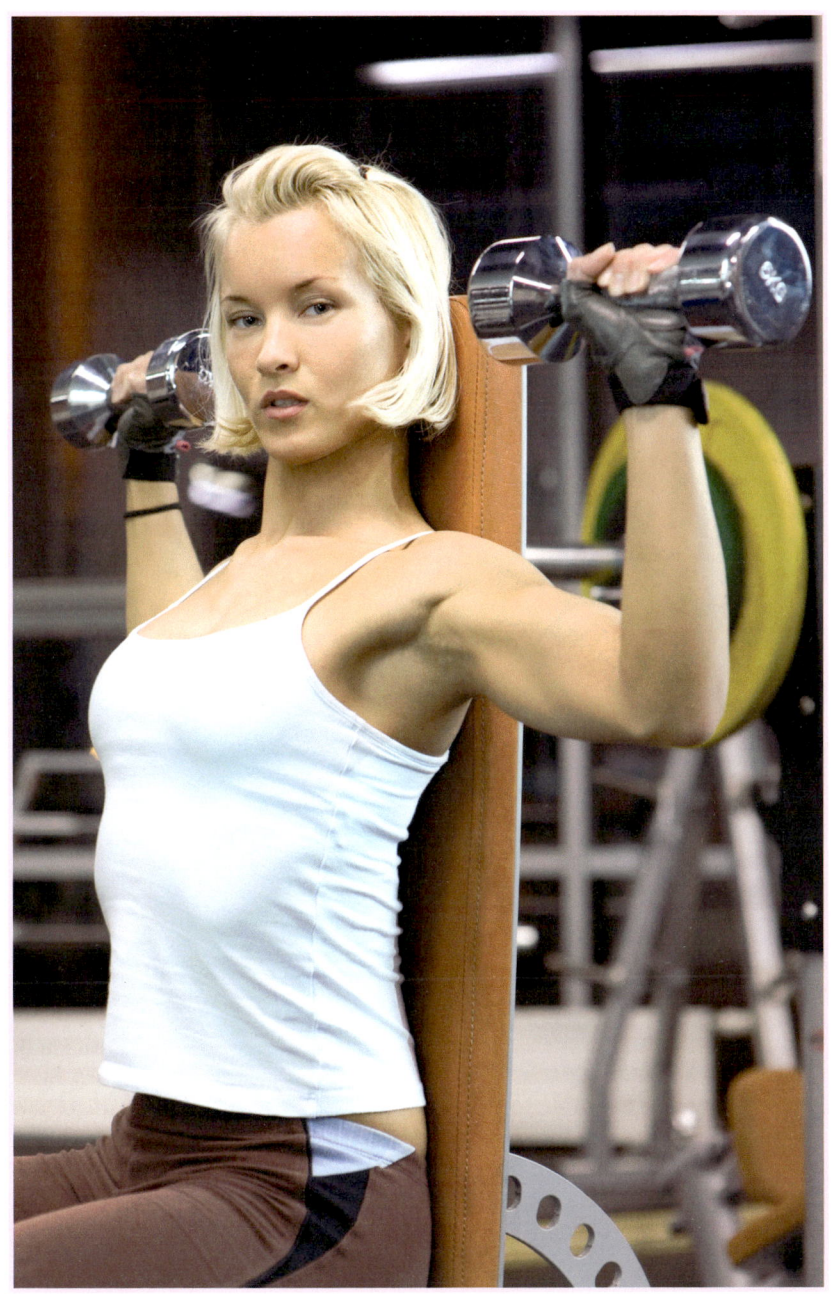

Entwickeln Sie „Ballgefühl" für Ihre Muskeln.

Meine sehr verehrten Ladies,

ich trainiere schon seit einigen Jahren und immer wieder bietet sich in jedem Studio das gleiche Bild: Es sieht aus wie Geschlechtertrennung, ist aber im Prinzip ein Glaubenskonflikt. Im Freihantelbereich halten sich die Männer auf, bei den Cardiogeräten die Frauen. Wenn sich eine Frau mal zu den Geräten oder Hanteln verirrt, dann ist sie meistens mit einer Zeitung bewaffnet und macht lesenderweise unendlich viele Wiederholungen mit unendlich leichtem Gewicht. Liebe Damen, ich darf Ihnen eines verraten: Schwitzen

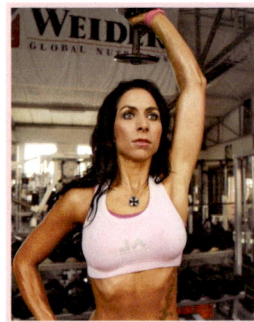 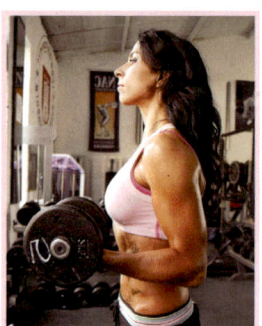

wird im Fitnessstudio nicht mehr bestraft. Und Muskeln sind nach meinem Kenntnisstand auch nicht mehr auf der Fahndungsliste. Ich weiß, ich sollte Sie nicht auf den Arm nehmen, aber genau so benehmen sich viele Frauen in Fitnessstudios. Es ist, als gäbe es einen Geheimtipp in der Umkleidekabine: „Psst, schon gehört, wenn man sich anstrengt, bekommt man Muskeln – ja, und die sind dann so schnell so groß und dick, dass man aussieht wie Schwarzenegger …".

Meine Lieben, eine „Vorsicht, Muskel!"-Einstellung ist wirklich das Letzte, was wir gebrauchen können. Wenn es so einfach wäre, Muskeln aufzubauen, dann wäre es ein Traum. Fragen Sie bitte mal einen Mann, der versucht an Muskeln zuzulegen, wie schnell das geht. Es dauert Jahre. Es benötigt Jahre an Schweiß und disziplinierter Ernährung. Und Männer haben noch dieses schicke „Extra-Feature" Testosteron. Dass Sie als Frau zum Muskelmonster mutieren ist wirklich die albernste Angst, die ich kenne. Und falls Sie doch eine Wahnsinnsveranlagung für Muskelaufbau haben sollten, dann ist das genau wie ein Lottogewinn. Gucken Sie sich meine Fotos an, ich habe eine gute, aber keine sehr gute Veranlagung. Das heißt, so wie ich werden Sie nicht über Nacht aussehen. Und ich sage Ihnen eins: Es gibt schlimmeres und ich habe noch nie gehört: „Boah, das sind aber zuviele Muskeln. Wie widerlich!"

Also, Ihre Hamsterläufe auf Stepper, Laufband und Co. müssen der Vergangenheit angehören, davon werden Sie nicht schön, sondern nur schön „skinny fat". Ihr Fettgehalt und damit Ihre Optik bleiben exakt gleich. Vielleicht werden Sie etwas schlanker, aber weder fitter, noch knackiger, noch schöner, noch fühlen Sie sich wohler. Und ehrlich, Spaß macht es doch auch nicht. Der einzige Weg zum Ziel sind Hanteln und Training an Geräten, das

Sie außer Atem bringt. Die Wiederholungszahl liegt ungefähr bei 10 und bei der letzten Wiederholung darf gar nichts mehr gehen. Dann sind Sie auf dem richtigen Weg. Sie möchten trainierte Arme und sichtbare Bauchmuskeln? Aber solange Sie auf dem Laufband stehen können Sie das vergessen. Und glauben Sie mir, ich hab es ausprobiert. Aber Bauchmuskeln klingeln nur ganz selten an der Tür und sagen „Hey, ich hab' gehört du hättest gern Bauchmuskeln ohne dich

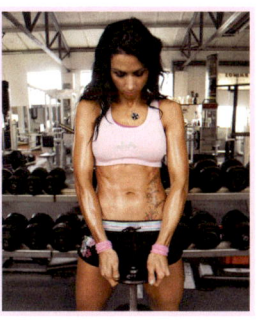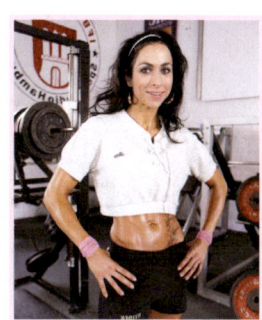

anzustrengen und auf deine Ernährung zu achten. Da dachte ich, ich komm vorbei!" Frauen mit trainierten Armen und Bauchmuskeln machen folgendes: Sie trainieren hart! Und sie sind sexy!

Und wenn Sie dann endlich anfangen, Muskeln aufzubauen, dann passiert folgendes: Ihr Grundumsatz steigt, denn Muskeln verbrennen auch in Ruhe mehr Energie. Das heißt, die Chance, dass Ihre Muskelmasse zunimmt und Ihr Fettanteil sinkt, wird immer wahrscheinlicher. Sie müssen nur durchhalten. Es handelt sich bei Bodybuilding nicht um eine 2-Wochen-Hollywood-Diät. Es ist ein Lifestyle. Es muss Ihnen in Fleisch und Blut übergehen und das wird es auch. Bodybuilding ist ein Virus und hochgradig ansteckend. Und wenn Sie jetzt schon wieder Angst haben, weil ich von Bodybuilding rede, dann ersetzen Sie Bodybuilding eben durch das Wort „Fitness" oder durch „Sexy Workout" oder durch „Ein-Königreich-für-diesen-Körper-Training". Ist völlig egal, solange Sie ein Gewicht nehmen, das Sie zum Schwitzen bringt, und vom Laufband absteigen.

Und noch eins: Hören Sie auf, nicht zu essen. Ich kenne Mädels, die 3 Stunden auf dem Stepper stehen und 700 Kalorien am Tag essen. Das ist Wahnsinn. Was soll da mit Ihrem Körper passieren? Um knackig und fit und athletisch auszusehen müssen Sie sich anständig ernähren. Kleine, regelmäßige, proteinhaltige Mahlzeiten über den Tag verteilt, sind dabei der Schlüssel zum Erfolg.
In diesem Buch finden Sie alles, was Sie brauchen, um so auszusehen, wie Sie es sich wünschen!

Aline Zier
Figur auf Bestellung – Das Training auf der Hantelbank macht die Muskeln straff und den Körper schlank!

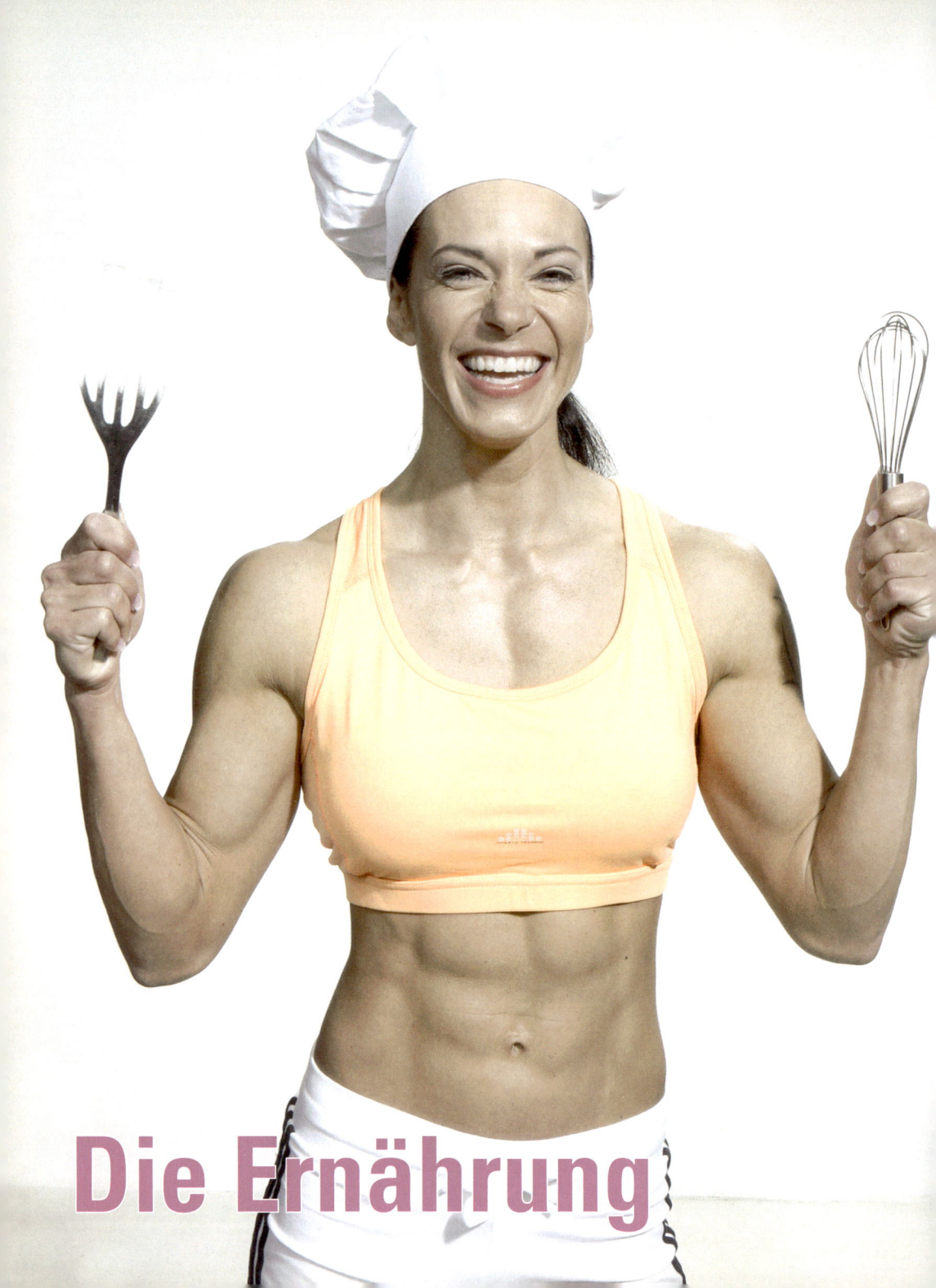

Die Ernährung

Training ist dreimal pro Woche – gegessen wird 35-mal pro Woche!

Diese Aussage zeigt kurz und knapp, dass der Erfolg zur Figurverbesserung maßgeblich von der Ernährung abhängt. Beim Training müssen Sie darauf achten, dass Sie den Muskel spüren und intensiv belasten. Dazu mehr in den nächsten Kapiteln. Ich will Ihnen keine Vorlesung über Ernährung halten. Befolgen Sie nur folgenden Tipp.

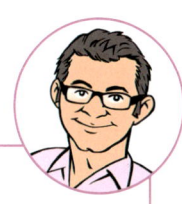

> **Mein Tipp:** Interessieren Sie sich für Ihren Körper und Ihre Ernährung!

Gesunde Figurernährung ist eigentlich ganz einfach. Nicht nur eigentlich. Alles ist einfach, wenn man sich dafür interessiert und sich etwas Zeit nimmt, um Neues zu lernen.

Was glauben Sie: In welchem Mehrheitsverhältnis wissen die Menschen in Deutschland, wie ein Auto, ein Computer oder der menschliche Körper funktioniert? Ich behaupte, dass es mehr Menschen gibt, die wissen wie ein Auto oder Computer funktioniert. Die meisten Menschen interessieren sich mehr für Technik als für Ihren Körper. Das Auto und der Computer haben ja auch einen Wert. Niemand würde absichtlich den falschen Treibstoff an der Tankstelle tanken, denn das Auto könnte kaputtgehen. Doch was machen wir mit unserem Körper? Wir kaufen im Supermarkt „nicht artgerechten" Treibstoff für unseren Körper. Die meisten Menschen konsumieren „Sättigungsmittel" und keine Lebensmittel. Lebensmittel heißen Lebensmittel, weil sie das Leben erhalten. Sättigungsmittel machen nur satt und meistens krank.

Was ist für Sie persönlich wirklich wichtiger: dass das Auto einen hohen Wiederverkaufswert hat oder dass Sie lange voller Elan und Gesundheit leben? Pflegen Sie nicht nur Ihr Auto, sondern auch Ihren Körper, und das mit dem richtigen Treibstoff (Nährstoffe) und regelmäßiger Pflege (Training im Fitnessstudio).

Foto links: Anne Schilling, Deutsche Meisterin in der Figurklasse (IFBB).

Die Nährstoffe für ein gesundes Leben

Die tägliche Ernährung liefert uns Nährstoffe für Energie, Wachstum und Regeneration. Leider gibt es jedoch so viele verschiedene Aussagen zum Thema Ernährung. Ich habe mal einige dieser Aussagen zusammengefasst:

„Pasta lässt Sie nicht fett werden, wenn Sie sie gerne essen" *USA Today*

„Es ist doch wahr, dass das Essen von Pasta Sie fett werden lässt" *The New York Times*

Jeder Mensch hat einen anderen Stoffwechsel.

„Gegensätzlich zu dem, was viele Menschen denken, lassen Kohlenhydrate Sie nicht fett werden" *Jane Brody's Nutrition Book*

„Diäten mit hohem Kohlenhydratanteil sind genau das, was übergewichtige Menschen nicht gebrauchen können und sie auch nicht schlanker werden lässt" *Dr. Robert Atkins New Diet Revolution*

„Viele Kohlenhydrate und wenig gesunde Fette sind möglicherweise gefährlich für die Gesundheit" *Dr. Barry Sears, The Zone Diet*

„Kohlenhydrate und nicht Protein sind der Schlüssel zu einer guten Leistung und Gewichtsverlust" *Robert, Haas, Eat to Win*

„Der Körper speichert leicht Fettkalorien in Körperfett" *Dean Ornish*

„Fette essen macht nicht fett. Sie müssen Fett essen, um Fett zu verlieren" *Dr. Barry Sears, The Zone Diet*

Sind Sie nun verwirrt? Das ist ganz normal. Mir geht es genauso. Es kann keine Ernährung geben, die auf alle Zitate passt. Lassen Sie uns dem Thema Ernährung mal auf den Grund gehen. In gleicher Weise, wie ein Auto oder Computer aus verschiedenen Teilen besteht, bilden verschiedene Nährstoffe die lebenswichtigen Bestandteile des Körpers. Schauen wir uns einmal an, wie ein gesunder und fitter Körper zusammengesetzt ist. Die Grafik zeigt deutlich, dass der größte Teil des Körpers aus Wasser (60 %) besteht:

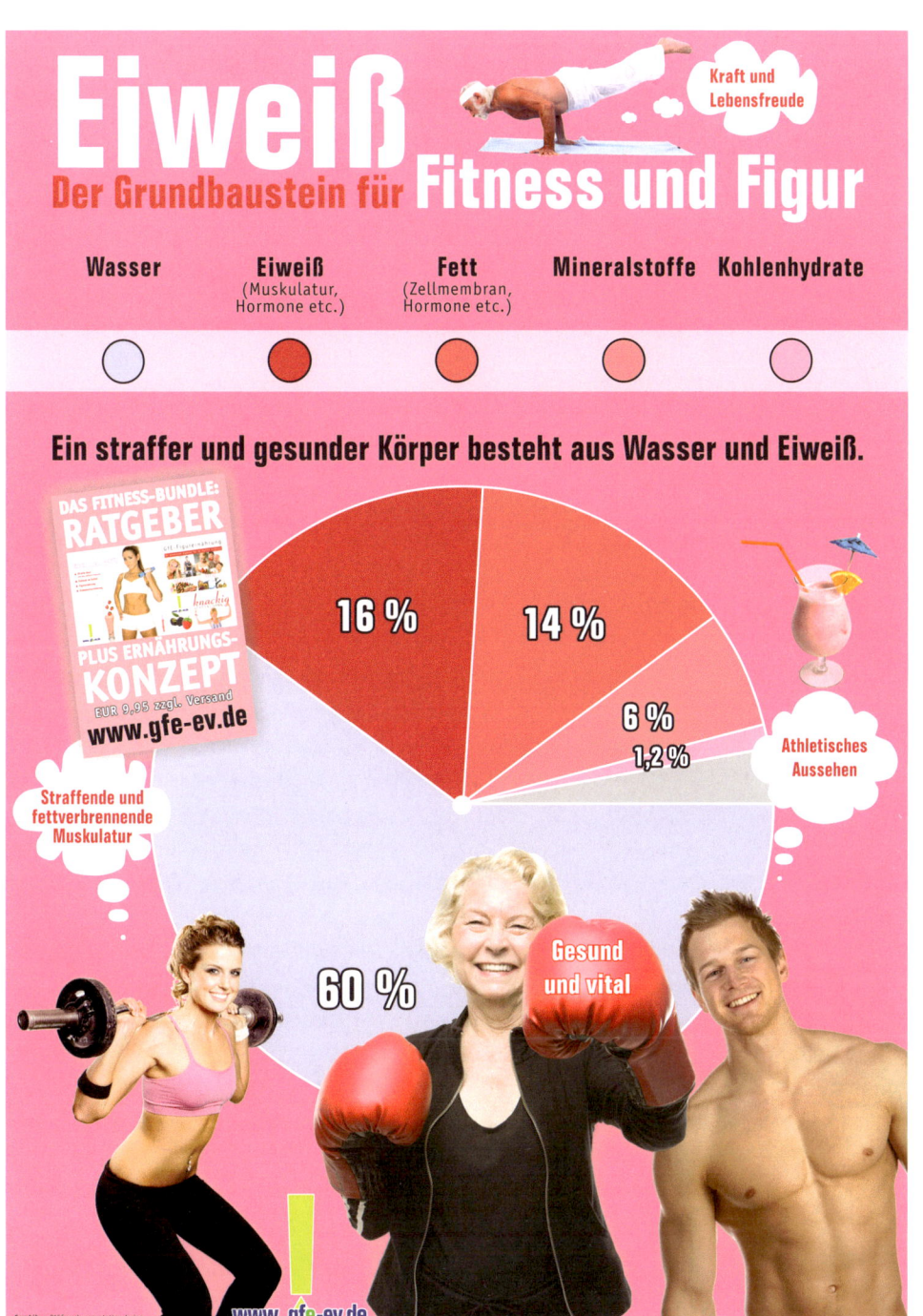

Eiweiß
Der Grundbaustein für Fitness und Figur

Kraft und Lebensfreude

| Wasser | Eiweiß (Muskulatur, Hormone etc.) | Fett (Zellmembran, Hormone etc.) | Mineralstoffe | Kohlenhydrate |

Ein straffer und gesunder Körper besteht aus Wasser und Eiweiß.

DAS FITNESS-BUNDLE:
RATGEBER
PLUS ERNÄHRUNGS-
KONZEPT
EUR 9,95 zzgl. Versand
www.gfe-ev.de

16 %
14 %
6 %
1,2 %
60 %

Athletisches Aussehen

Straffende und fettverbrennende Muskulatur

Gesund und vital

Graphik: PAGE werbungmarketing.design
10/2007, 05/2008, 11/2008

www.gfe-ev.de

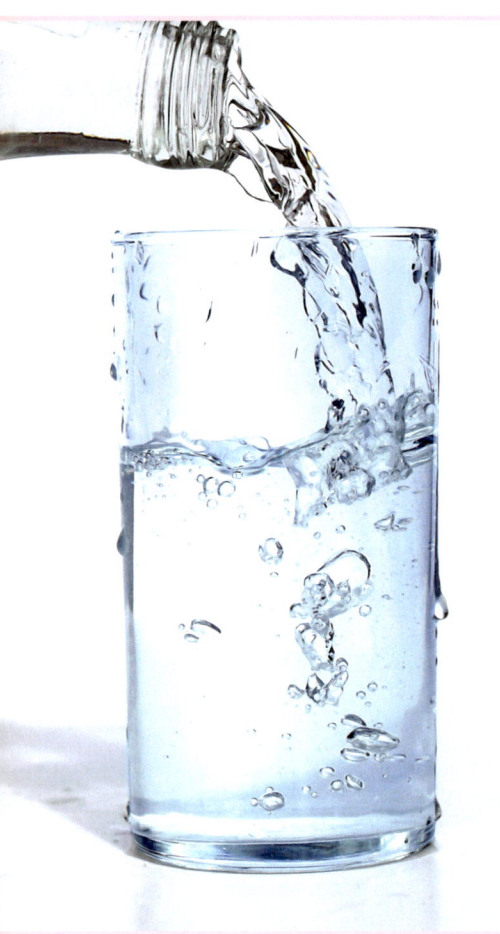

Täglich drei Liter trinken lautet das Ziel, am besten Mineralwasser mit mind. 400 mg Kalzium.

DIE ERNÄHRUNG

1. Gesundheits- und Figurtipp: Regelmäßig trinken – täglich drei Liter lautet das Ziel

Was sollte man trinken?
Zu Hause: Mineralwasser mit mindestens 400 mg Kalzium (für gesunde Knochen) pro Liter für Frauen. Außerdem Tee und Kaffee nach Bedarf.

Im Studio: Trinken Sie die speziell für den sportlichen Bedarf zusammengesetzten Mineraldrinks. Wenn es eine „Trinkflatrate" im Studio gibt, dann sollten Sie diese unbedingt abschließen. Alle 15 Minuten mindestens 150 ml trinken.

2. Gesundheits- und Figurtipp: Der zweitgrößte Körperbestandteil Eiweiß – er macht gesund und schlank

Der zweitgrößte Teil des gesunden Körpers besteht aus Eiweiß, auch Protein genannt. Es ist wichtig zum Aufbau und zur Regeneration der Muskulatur sowie für die Gesundheit. Je mehr Muskelmasse Sie haben, desto besser, denn nur die Muskeln können 24 Stunden am Tag Fett verbrennen und Ihren Körper schlank formen. Doch keine Angst vor zu viel übertriebener Muskelmasse, wie Sie sie vielleicht manchmal in Bodybuilding-Zeitschriften sehen. Das dauert viele Jahre. Dazu müssten Sie sechsmal die Woche trainieren und sechsmal am Tag essen. Für die Gesundheit und Fitness genügt es, lediglich 3 kg reine Muskelmasse aufzubauen und entsprechend Fett abzubauen. Muskulatur macht Figur und Sie können figurbetontere Kleidung tragen.

Was ist Eiweiß?
Eiweiß oder Protein (vom griechischen Proteno: ich nehme den ersten Platz ein), so die wissenschaftliche Bezeichnung, ist der wichtigste Baustoff des menschlichen Körpers. Man bezeichnet Eiweiß deshalb auch als Lebensbaustein. Ein besonderer Bedarf be-

steht im Wachstum – also bei Kindern und Jugendlichen – und bei Personen, die geistig und körperlich fit sein möchten. Alle Zellen enthalten Eiweiß, alle Enzyme und einige Hormone bestehen aus Eiweiß. Kollagen z. B. ist ein Eiweiß, das in Haut, Knorpeln und Bindegewebe enthalten ist.

Wie viel Eiweiß braucht der Mensch?

Die Empfehlung der Deutschen Gesellschaft für Ernährung e.V. (DGE) lautet 0,8 Gramm Eiweiß pro Kilogramm Körpergewicht. Für den Durchschnittsmenschen, der kaum oder gar keinen Sport betreibt, wird diese Menge ausreichen. Doch wie sieht es aus, wenn ein regelmäßiges Training stattfindet? Generell sollte hier zwischen den einzelnen Trainingszielen unterschieden werden: Abnehmen und Gewebestraffung, Ausdauersport oder Muskelaufbau.

Trainingsziel Abnehmen und Gewebestraffung

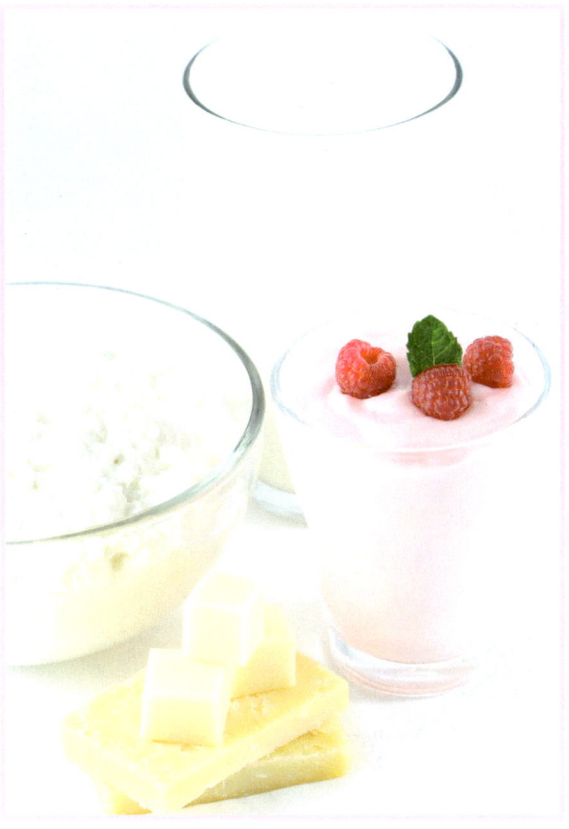

Täglich ca. 2 Gramm Eiweiß pro Kilogramm Körpergewicht.

Beim Trainingsziel Abnehmen und Gewebestraffung geht es darum, gespeichertes Körperfett als Hauptenergiequelle zu nutzen. Daher sollten hier die beliebtesten Brennstoffe des Körpers, die Kohlenhydrate, möglichst reduziert und der straffende Nährstoff Eiweiß erhöht werden. Es sollten dann ca. 2 Gramm Eiweiß pro Kilogramm Körpergewicht sein. Aber keine Angst vor Zahlen. Sie bekommen einen Ernährungskasten, der genügend Eiweiß ohne lästiges Nachrechnen enthält.

Doch die Nahrungsenergiemenge sollte dadurch nicht drastisch einbrechen. Nur regelmäßige Mahlzeiten ermöglichen die Fettverbrennung. Das ist der erste Grund, warum die Kohlenhydratreduzierung mit wertvollen Eiweißlieferanten ausgeglichen werden sollte. Zudem sorgen nur Muskeln und ein festes Bindegewebe für ein strafferes Hautbild. Und Muskeln bestehen nun einmal aus Eiweiß und Wasser.

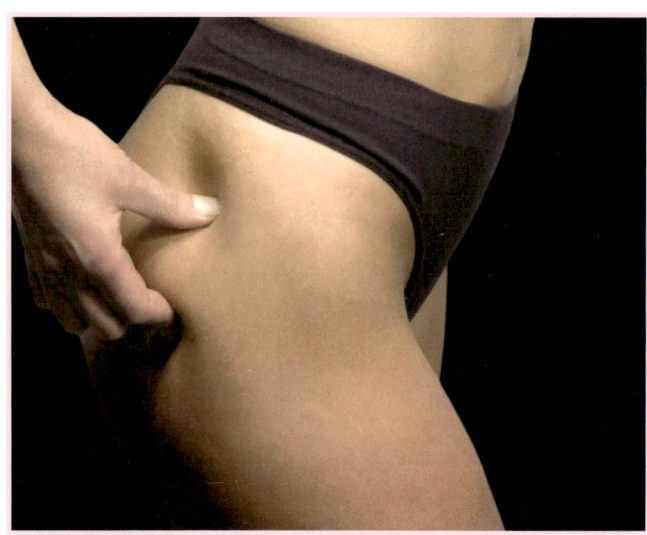

Die Deckung des täglichen Eiweißbedarfs ist nicht schwer. Man muss eher darauf achten, dass man beim bevorzugten Verzehr tierischer Eiweißträger (Milch, Käse, Ei, Fleisch und Fisch) nicht gleichzeitig zu viel Fett und Cholesterin aufnimmt. 50 Prozent tierisches und 50 Prozent pflanzliches Eiweiß, z. B. aus Getreide und Hülsenfrüchten, liefern einen guten Anhaltspunkt. Eiweißpulver stehen als fettarme Alternative zur Verfügung.

Hier einige Beispiele, wie viel Eiweiß in einem Lebensmittel enthalten ist:

Der Speck soll weg – Eiweiß macht schlank!

Gute Proteinquellen		
pro 100 g	Protein [g]	Fett [g]
Harzer Käse	30	0,7
Speisequark (Magerstufe)	13	0,3
Thunfisch in Wasser	22	0,2
Seelachs	18	0,8
Putenfleisch ohne Haut	22	1,0
Milch (0,3 Prozent Fett)	3	0,3
Körniger Frischkäse	13	2,9
Bohnen, weiß	22	1,6
Linsen	23	1,4
Vollkornnudeln	15	3,0
Haferflocken	12	8,0
Proteinkonzentrate		
30 g Konzentrat in 300 ml Magermilch	36	2,4

Achten Sie auf Ihre Eiweißzufuhr. Andernfalls ist viel Mühe vergebens!

Die Vorteile einer ausreichenden Eiweißzufuhr

Eiweiß – Baustoff für die Muskeln und das Make-up von innen

Stellen Sie sich Folgendes vor: Ihr Körper, ein atemberaubendes Bauwerk, besteht aus ca. 70 Billionen (!) kleinsten Bausteinchen, Ihren Zellen. Jede Zelle benötigt den Baustoff Eiweiß. Jeden Tag! Das Eiweiß sorgt dafür, dass Ihr Körper straff bleibt, Muskulatur aufbaut und schützt. Auch das Immunsystem ist permanent auf eine regelmäßige Eiweißzufuhr angewiesen. Genauso wie Hormone, Enzyme, Haut, Haare, Fingernägel u. v. m.

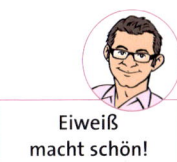

Eiweiß
macht schön!

Die Eiweißunterversorgung

Eine Unterversorgung mit hochwertigem Eiweiß ist aufgrund schlechter Ernährung weit mehr verbreitet, als viele annehmen. Um diese überlebensnotwendigen Systeme dennoch permanent mit diesem Baustoff zu versorgen, greift der Körper seine eigenen Eiweißspeicher an: Ihre Muskulatur. Dass Sie durch den Abbau Ihrer Muskeln dann von Jahr zu Jahr ein schlafferes Gewebe bekommen und die Deformierung Ihres Körpers miterleben müssen, ist Ihrem überlebenswilligen Körper egal. Hormone, Enzyme und das Immunsystem sind ihm weitaus wichtiger als Ihr Äußeres.

Ganz drastisch macht sich der Raubbau Ihrer Muskeln bei eiweißarmen Diäten bemerkbar: Die Muskeln werden zügig abgebaut. Was beim Wiegen oft als gewünschter Gewichtsverlust bejubelt wird, führt in Wirklichkeit in die Sackgasse. Denn hier wurde eben nicht nur Fett, sondern auch Muskulatur abgebaut. Jeder Muskelabbau verringert den Energieverbrauch und begünstigt somit die Fetteinlagerung. Das führt zu einer schleichenden Entwicklung: immer weniger Muskeln durch jahrelangen Eiweißabbau, dadurch ein immer geringerer Energieverbrauch. Das verhindert den Fettabbau. Stetig. Über viele Jahre.

Die optimale Eiweißversorgung

Daher ist die regelmäßige Eiweißversorgung mit Fisch, Fleisch, Milchprodukten, Eiern, Hülsenfrüchten, Sojaprodukten oder Nüssen enorm wichtig für Sie! Mit dem Eiweißshake aus dem Fitnessstudio haben Sie eine gesunde Alternative: hochwertiges, leicht verdauliches Eiweiß, aber minimal Kohlenhydrate und Fett.

Zudem bringen die enthaltenen Vitamine und Mineralien – unter anderem Kalzium für stabilere Knochen, Magnesium für die Muskelentspannung – einen zusätzlichen gesundheitlichen Vorteil.

Betreiben Sie unbedingt regelmäßiges Körperformungstraining. Mindestens zweimal pro Woche. Denn Körperformungstraining in Verbindung mit regelmäßiger eiweißreicher Kost schützt Ihre Muskulatur vor dem Abbau und sorgt für straffe Muskeln. So erhalten Sie die optimale Unterstützung für eine permanente Fettverbrennung! Sogar nachts, während Sie schlafen.

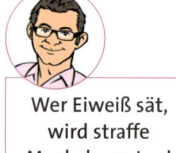

Wer Eiweiß sät, wird straffe Muskeln ernten!

Keine Angst vor ungeliebten Umfängen!

Dennoch kann es zu Beginn des Körperformungstrainings zunächst zu vermeintlich unerwünschten Umfangvergrößerungen kommen: Wenn Sie viele Jahre keinen Sport mehr getrieben haben, ist Ihre Muskulatur in aller Regel erschlafft. Und das in einem langsamen Prozess. Oft genug wurde dabei der Abbau der fettverbrennenden Muskeln durch den Aufbau von Körperfett ausgeglichen. Der Umfang hat sich damit über viele Jahre nicht verändert – im Gegensatz zur Zusammensetzung Ihres Körpers.

Eiweißshakes – ganz natürlich!

Wenn nun Ihr Körperformungstraining den Muskelaufbau wieder starten lässt, wächst der Muskel zunächst relativ schnell auf die Größe, die er schon einmal während seiner aktiveren Zeit hatte. Dazu kommt noch die über Jahre entstandene Fettschicht. Es entsteht der Eindruck, dass der Umfang zunimmt, allerdings nur so lange, bis dieses Fett langsam aber sicher wieder wegschmilzt. Lassen Sie sich Zeit. Sie sind auf dem richtigen Weg!

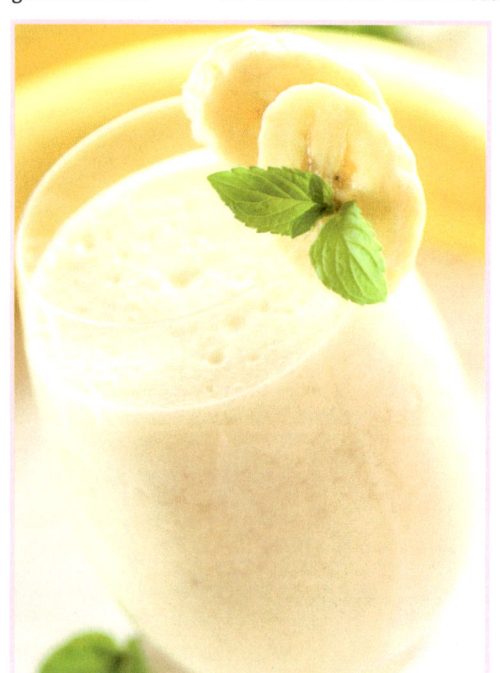

Der Eiweißshake – ganz natürlich

Eiweißshakes werden häufig als unnatürlich und synthetisch beschrieben. Was ist daran unnatürlich, wenn man Milch filtert, sie trocknet und dadurch Eiweißpulver herstellt? Oder wenn Sojabohnen zu Sojaeiweißpulver verarbeitet werden? Nichts anderes ist es, wenn Getreide gemahlen wird und dadurch Mehl entsteht. Oder Zucker: Zuckerrüben werden geraspelt, zu Sirup eingekocht und daraus wird Zucker herauskristallisiert.

Haben Sie schon einmal gehört, dass zu viel Mehl Diabetes verursacht? Wahrscheinlich. Haben Sie schon einmal gehört, dass Zucker Karies entstehen lässt? Wahrscheinlich.

Eiweiß bringt speziell in Kombination mit dem richtigen Training:

– straffe Haut

– gute Laune

– ein starkes Immunsystem

– gesunde Haare

– feste Fingernägel

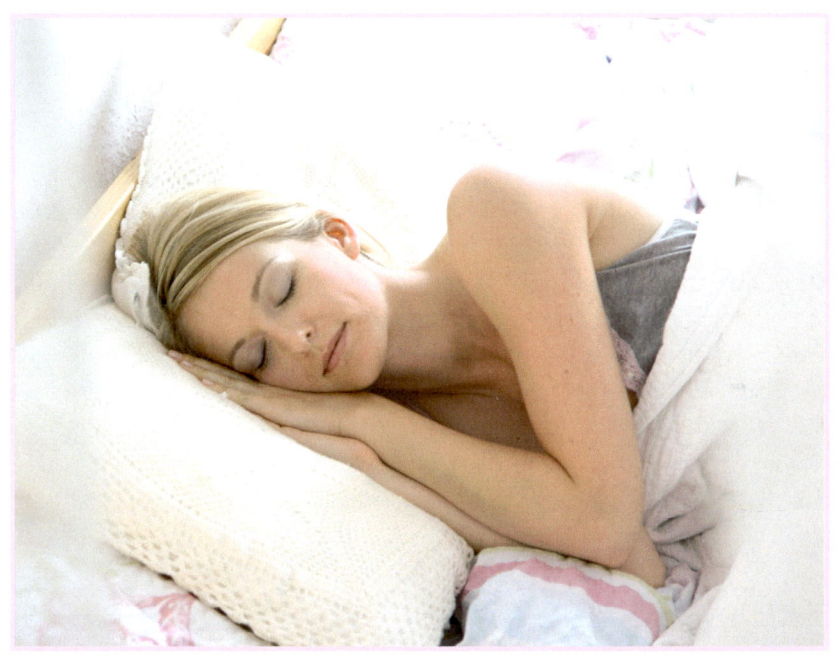

Schlafen Sie
sich schön!

Schlafen Sie sich schlank – mit Eiweiß!

Nicht nur Figurtraining und Schönheitsernährung sind wichtig zum Abnehmen, sondern auch ausreichend Schlaf. Günstig sind mindestens sieben Stunden pro Nacht. Zumindest für Frauen ist nachgewiesen, dass die Schlafdauer das Körpergewicht beeinflusst. Das hat eine US-Studie ergeben. Teilnehmerinnen, die mindestens sieben Stunden schliefen, wogen schon zu Beginn weniger als jene, die nur auf fünf oder sechs Stunden kamen. Im Verlauf von 16 Jahren nahmen sie zudem 0,7 Kilogramm weniger zu. Dabei aßen die Langschläferinnen nicht etwa weniger als die Nachteulen.

Vielleicht haben Sie auch schon einmal nur vier Stunden geschlafen. Wann sehen Sie besser aus? Nach sieben oder nach vier Stunden Schlaf? Geben Sie dem Körper Zeit, sich zu regenerieren – für die Schönheit, nicht umsonst spricht man vom Schönheitsschlaf, und um Fett abzubauen.

Die Erklärung: Je länger Sie schlafen, desto länger dauert die Insulinpause. Ohne Insulin erfolgt kein Fettaufbau. Außerdem werden mehr Wachstumshormone ausgeschüttet, welche die Fettverbrennung anregen.

Mein Tipp: Vor dem Schlafen viel Eiweiß mit einer sehr geringen Menge Kohlenhydrate zuführen. So verstärkt sich der Effekt. Ein Eiweißshake ist optimal.

Eiweiß verbessert die Stimmung und macht Sie belastbarer im Alltag

Bestimmt kennen Sie den alten Brauch, ein Glas Milch mit Honig zu trinken, wenn Sie nicht schlafen können. Milch enthält u. a. den Eiweißbaustein (auch Aminosäure genannt) Tryptophan. Diese Aminosäure gehört zu den essenziellen (lebensnotwendigen) Aminosäuren. Sie sorgt dafür, dass mehr vom Glückshormon Serotonin gebildet wird. Serotonin verschafft Ihnen Glück und Ausgeglichenheit, sodass Sie abends besser einschlafen und mit mehr Gelassenheit den Tag verbringen können. Menschen mit einem niedrigen Serotoninspiegel denken häufiger negativ. Manche Wissenschaftler sprechen auch vom „Chefhormon", weil ein hoher Serotoninspiegel die Menschen lösungsorientiert denken lässt. Auch einige Schlafmittel enthalten Tryptophan. Das Naturprodukt Milch ist den meisten Menschen aber sicherlich lieber. Auch „Morgenmuffel" können durch die abendliche Zufuhr von Tryptophan morgens besser gelaunt sein, wie eine Studie der Universität Maastricht bewiesen hat.

Der Honig sorgt für den Transport des Tryptophans in das Gehirn, wo das Serotonin gebildet wird. Einige kennen vielleicht eine ähnliche Wirkungsweise durch Bananen oder Schokolade. Diese Lebensmittel scheinen auch glücklich zu machen, jedoch bewirkt Schokolade durch die ständigen Blutzuckerschwankungen in Verbindung mit Hungerattacken schnell eine Gewichtszunahme. Außerdem sammeln diese Lebensmittel lediglich Tryptophanreste im Organismus und liefern nicht selbst Tryptophan, wie die eiweißreichen Lebensmittel Milch, Molkenprotein und Cashewkerne.

Gefahren einer höheren Eiweißzufuhr?

Viele Jahre wurde vor einer hohen Eiweißzufuhr gewarnt; angeblich könne es zu Nierenschäden kommen. Heute weiß man, dass sich die Nieren bzw. der Filtrationsgrad der Nieren der höheren Zufuhr anpassen. Selbst die DGE „erlaubt" mittlerweile bis zu zwei Gramm Eiweiß pro Kilogramm Körpergewicht. Voraussetzung ist natürlich immer eine hohe Zufuhr an Flüssigkeit.

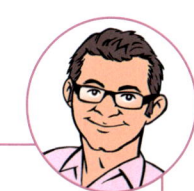

Mein Tipp: Trinken Sie direkt nach dem Training einen Eiweißshake

3. Gesundheits- und Figurtipp: Fett

Nahrungsfett galt lange Jahre als Fettmacher. Doch Fett ist nicht gleich Fett. Es gibt Fett, das in Körperfett umgewandelt wird, und Fett, das Hormone bildet und die Zellen elastisch hält. Um es kurz zu machen: Sogenannte Transfettsäuren sind Gift für den Körper und sogenannte ungesättigte Fettsäuren sind gut für den Körper.

Transfettsäuren – oder auch gehärtete Fette genannt – kommen in vielen Fertigprodukten und in Frittierfetten vor. Meiden Sie Lebensmittel, in denen in der Zutatenliste gehärtete Fette aufgereiht sind.

Gesund sind Öle.

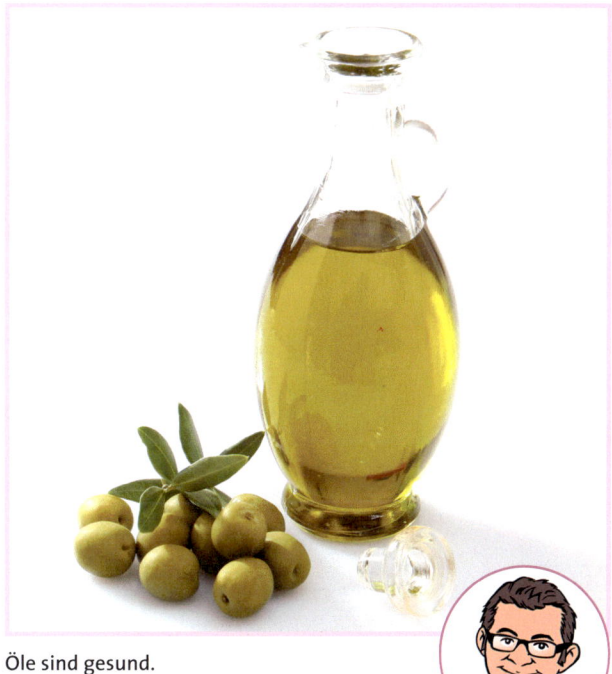

Öle sind gesund.

Mein Tipp: Verwenden Sie für den Salat und Fisch Olivenöl und für die Fleischzubereitung Rapsöl. Mehr Öle brauchen Sie nicht. Wir haben die guten und wichtigen Fette in den Ernährungsvorschlag eingebaut.

Die sogenannten Omega-3-Fettsäuren erhöhen sogar die Fettverbrennung, weil sie bei der Aufnahme von Nährstoffen in die Muskeln helfen. Lachs und Makrele enthalten viele Omega-3-Fettsäuren. Wer keinen Fisch mag oder zum sportlichen Typ gehört, sollte auf jeden Fall auf eine Supplementierung von Omega-3-Fettsäuren achten.

4. Gesundheits- und Figurtipp: Mineralstoffe

Magnesiumcitrat ist die beste Wahl – 250 mg am Abend.

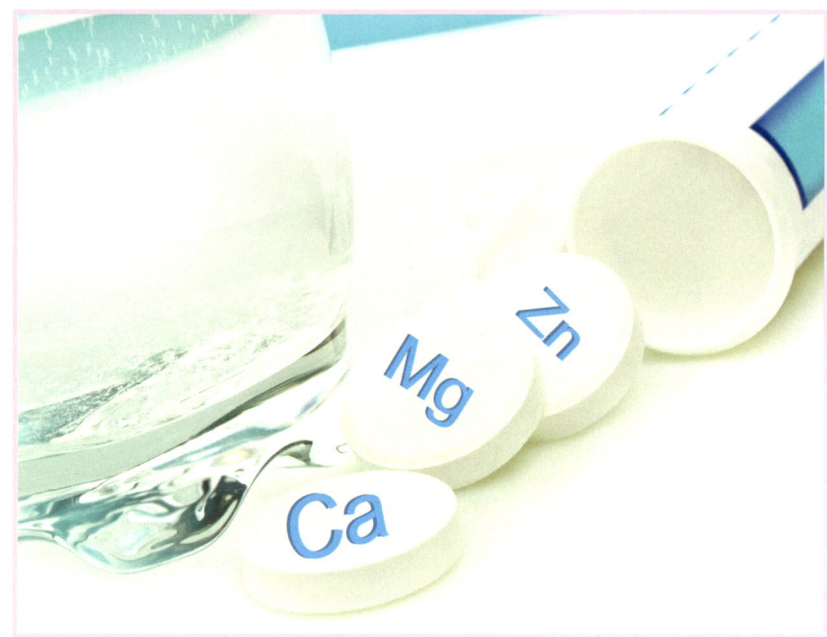

Mineralstoffe sind vor allem in naturbelassenen Lebensmitteln enthalten.

Mineralstoffe bauen Knochensubstanz und Zähne auf. Außerdem regeln Sie den gesamten Stoffwechsel. Ein Magnesiummangel kann zu Muskelkrämpfen führen und ein Natriummangel zu Schwindelanfällen. Mineralstoffe sind vor allem in naturbelassenen Lebensmitteln enthalten. Wenn Sie sämtliche Lebensmittel aus unserem Ernährungsbaukasten essen, werden Sie mit allen Mineralstoffen versorgt sein. Es macht aber Sinn, zusätzlich Magnesiumcitrat zuzuführen, um den Herzmuskel zu unterstützen. Weiterhin wirkt es beruhigend auf die Muskulatur und das Nervensystem. Nicht umsonst wird Magnesium als „Salz der inneren Ruhe" bezeichnet.

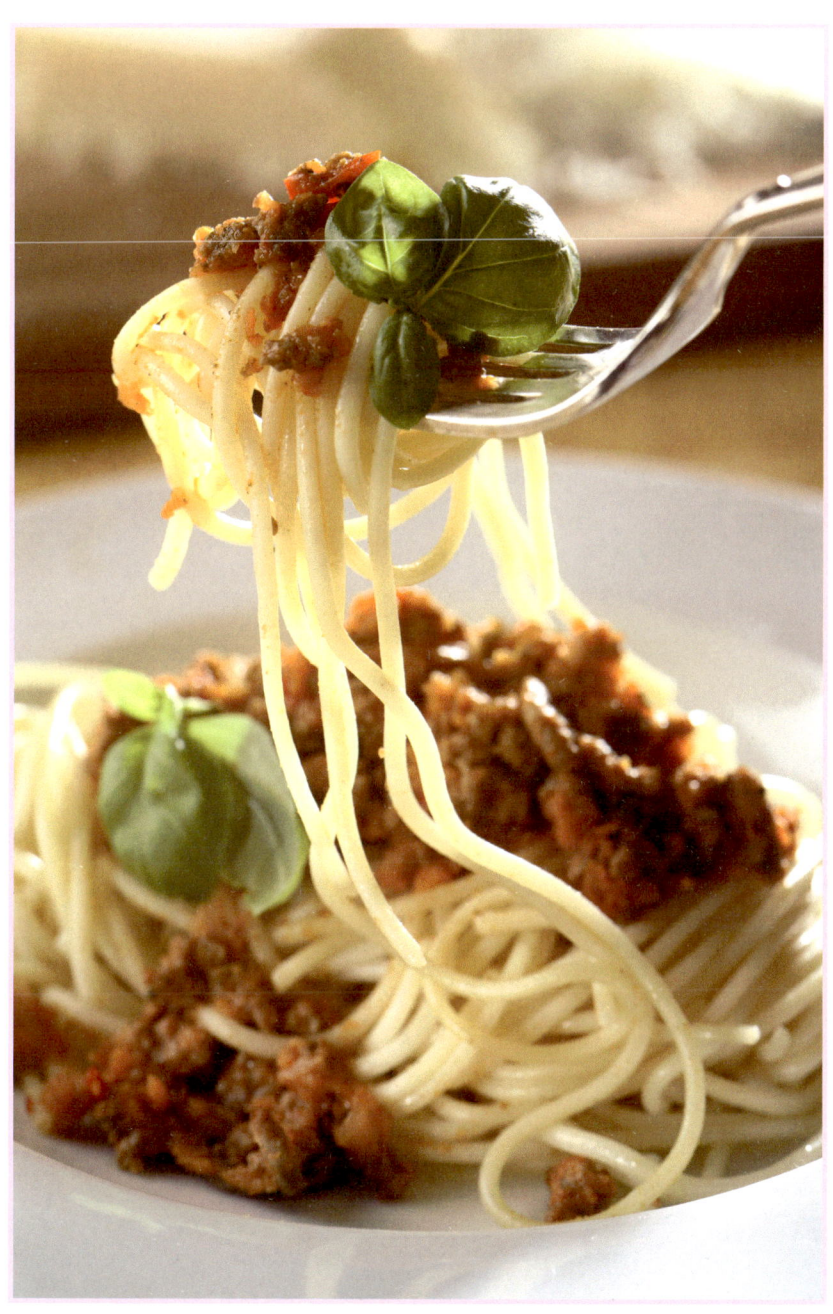

Verzichten Sie abends auf Kohlenhydrate – essen Sie sie lieber mittags!

5. und kleinster Gesundheits- und Figurtipp: Kohlenhydrate

Kohlenhydrate wurden jahrelang als das „Benzin des Sportlers" bezeichnet. Sie kommen vor allem in Getreide vor. Für Personen, die jeden Tag mehrere Kilometer laufen oder körperlich sehr schwer arbeiten, ist es sinnvoll, viele Kohlenhydrate zu essen, weil sie schnell und viel Energie bringen. Doch die meisten Menschen haben eine körperlich leichte berufliche Tätigkeit und gehen zwei- bis dreimal zum Freizeitsport und nicht zum Leistungssport. Daher ist der Bedarf an schnellen Energieträgern eher gering. Wird dennoch zu viel Energie gegessen, speichert der Körper die Energie als Speicherfett für „Notzeiten" im Fettgewebe ab.

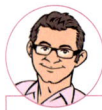

Tanken Sie Kohlenhydrate nur, wenn Sie viel Sport treiben.

Weniger Kohlenhydrate = mehr Fettverlust

Im Gegensatz zum Auto kann der Körper verschiedene Nährstoffe zur Energiegewinnung heranziehen. Der Körper verbrennt Nährstoffe in folgender Reihenfolge:
1. Kohlenhydrate
2. Fett
3. Eiweiß

Wenn weniger Kohlenhydrate verzehrt werden, muss der Körper Fett verbrennen. Gerade beim Sport kann dieser natürliche Effekt verstärkt werden.

> **Die Fettverbrennungsformel lautet:**
> 1. Vor dem Sport wenig Kohlenhydrate essen
> 2. Körperformungstraining (Krafttraining)
> 3. Fettverbrennungstraining (z. B. auf dem Ergometer)
> 4. Fettverbrennungsshake trinken (Eiweiß verlängert die durch das Training entstandene Fettverbrennung und macht satt)

Wir essen Lebensmittel und keine abgezählten Nährstoffe!

In diesem Buch erfahren Sie, wann Sie welche Lebensmittel essen sollten, um die ganz natürlichen Vorgänge in Ihrem Körper mit dem Ziel nutzen zu können, schlank zu werden – für jeden Typ individuell. Das Besondere an diesem Baukasten ist, dass Sie essen müssen, und zwar alles, was im jeweiligen Zeitfenster aufgeführt ist. Teilen Sie sich die

Lebensmittel je nach Tagesablauf in drei bis fünf Mahlzeiten auf. So erhalten Sie zum richtigen Zeitpunkt die richtigen Nährstoffe für Gesundheit und Fettabbau. Es gibt Nährstoffe, die der Körper nicht selbst herstellen kann. Diese müssen wir ihm für ein langes und gesundes Leben zuführen. Wenn der eine oder andere Nährstoff an einigen Tagen nicht zugeführt wird, macht das dem Körper nichts aus. Häufig werden aber in unserer Überflussgesellschaft zu viele leere Kalorien zugeführt. Passiert das zu lange, kann es zu ernährungsbedingten Erkrankungen kommen, z. B. Gelenkprobleme, Hautprobleme, erhöhte Blutfettwerte, Übergewicht usw.

Gesunde Figurernährung – so geht's

Die für Sie richtigen Lebensmittel finden Sie im jeweiligen Ernährungsbaukasten Ihres Körpertyps.

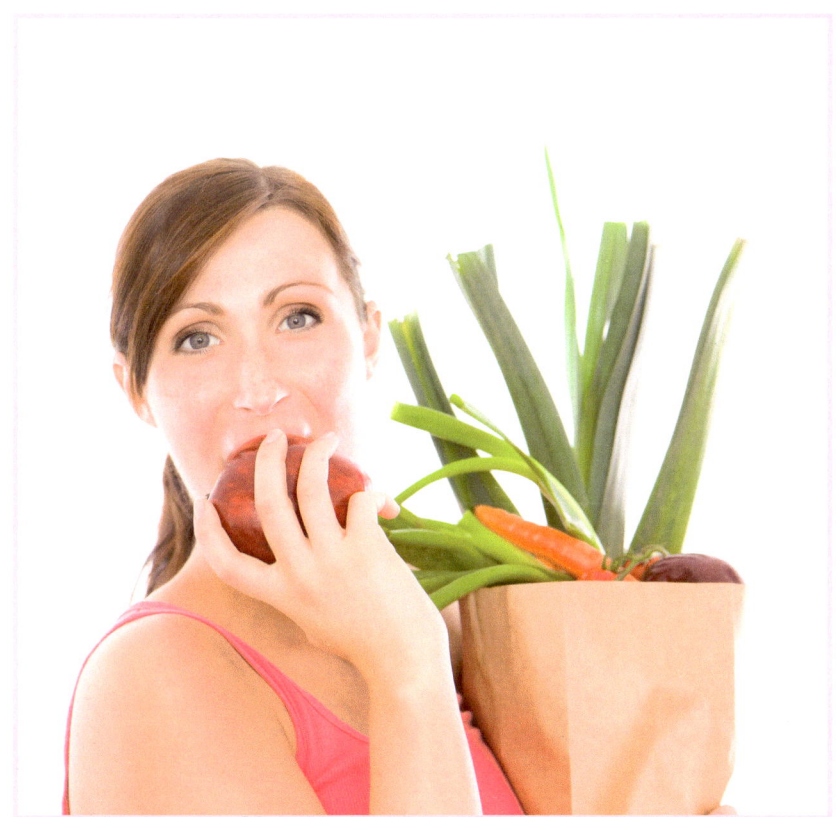

Wir essen Lebensmittel, keine abgezählten Nährstoffe!

Wenn es mal nicht weitergeht: Tipps aus der Praxis

Jeder, der schon mal eine Ernährungsumstellung begonnen hat, kommt irgendwann an einen Punkt, an dem es nicht mehr weitergeht. Das Gewicht will einfach nicht weiter heruntergehen. Viele Menschen machen dann den Fehler, noch mehr zu trainieren und die Diät noch strenger durchzuführen. Das bringt leider nichts. Der Körper wehrt sich gegen diesen Stress mit Stillstand. Es handelt sich dabei um eine ganz einfache Notsituation für den Körper. Ein weiterer Abbau von Gewicht wird verhindert, da der Körper für noch schlechtere Zeiten vorsorgt. Was ist also die Lösung?

So komisch es klingt: mindestens einen Tag Trainingspause und einen „Schummeltag" einlegen

Schummeltage. Was bedeutet das eigentlich? Es bedeutet genau das, was das Wort schon besagt: Tage während einer Diät, an denen Schummeln, also das Essen von nicht diätfreundlichen Mahlzeiten, erlaubt ist. Und nicht nur erlaubt, sondern sogar erwünscht. „Aber ist das nicht kontraproduktiv?", werden Sie sich fragen. Nein, ist es nicht, lautet meine Antwort. Es ist produktiv, es wird Ihnen helfen, Ihre Ziele zu erreichen, und es macht es für Sie außerdem leichter, Ihre Diät durchzuhalten. Denn es ist natürlich ein Unterschied, ob Sie eine Diät starten mit dem Gedanken, dass nun für die nächsten drei Monate alle Lebensmittel, die Sie so sehr genießen, tabu sind, oder ob Sie eine Diät starten und wissen, dass Sie schon in sechs Tagen wieder genießen dürfen, worauf Sie Lust haben. Ich denke, da stimmen Sie mir zweifelsfrei zu, oder? Schummeln ist also nicht kontraproduktiv. Es ist vielmehr eine Strategie, Ihre Diät noch schneller zum Erfolg zu führen. Und nun erzähle ich Ihnen, wieso das so ist.

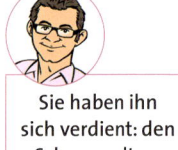

Sie haben ihn sich verdient: den Schummeltag.

„Schuld" daran ist das Hormon Leptin. Leptin kommt von „leptos" (= dünn) und ist das Schlankheitshormon. Leptin kann Segen oder Fluch in Ihrem Stoffwechsel sein, Sie haben es in der Hand. Denn Leptin hat die folgende Aufgabe: Es ist sozusagen der Postbote für Ihren Stoffwechsel. Dieses Hormon teilt dem Rest Ihres Körpers mit, wie es um den aktuellen „Nährstoffstatus" bestellt ist. Und Ihr Körper reagiert auf die Meldung des Leptins sofort: Eine hohe Leptinkonzentration beschleunigt die Fettverbrennung und den Stoffwechsel, eine niedrige bremst die Fettverbrennung und den Stoffwechsel. So einfach ist das. (In Wirklichkeit ist es etwas komplizierter, das ändert aber nichts und tut hier nichts zur Sache.)

Wissenschaftler haben nun Folgendes herausgefunden: Bereits nach sieben Tagen Diät sinkt der Leptinwert um 50 Prozent. Und – Überraschung! – Ihre Fettverbrennung und Ihr Stoffwechsel sinken mit. In Kalorien ausgedrückt: Wenn Ihr Tagesbedarf vor der Diät bei 2000 Kalorien lag, liegt er nach sieben Tagen Diät bei 1500 Kalorien. Keine gute Sache.

Das bedeutet, es geht bei einer erfolgreichen Diät darum, den Leptinwert immer wieder auf das Normalniveau zurückzubringen. Denn solange Sie Ihre Diät strikt durchziehen, wird der Leptinwert immer weiter sinken. Den Rest der Geschichte kennen Sie aus Ihren vergangenen Diäten ...

Der erste Schritt sieht also so aus: Legen Sie zunächst alle sieben Tage einen Schummeltag ein (falls Sie stark übergewichtig sind, halten Sie sich an die Frequenz weiter unten), an dem Sie sich gönnen, worauf Sie Lust haben. Natürlich sollten Sie sich nicht „vollstopfen", sondern weiter Ihrem Hunger- und Sättigungsgefühl vertrauen. Aber Sie dürfen essen, was Sie möchten.

Genießen Sie Ihren Schummeltag!

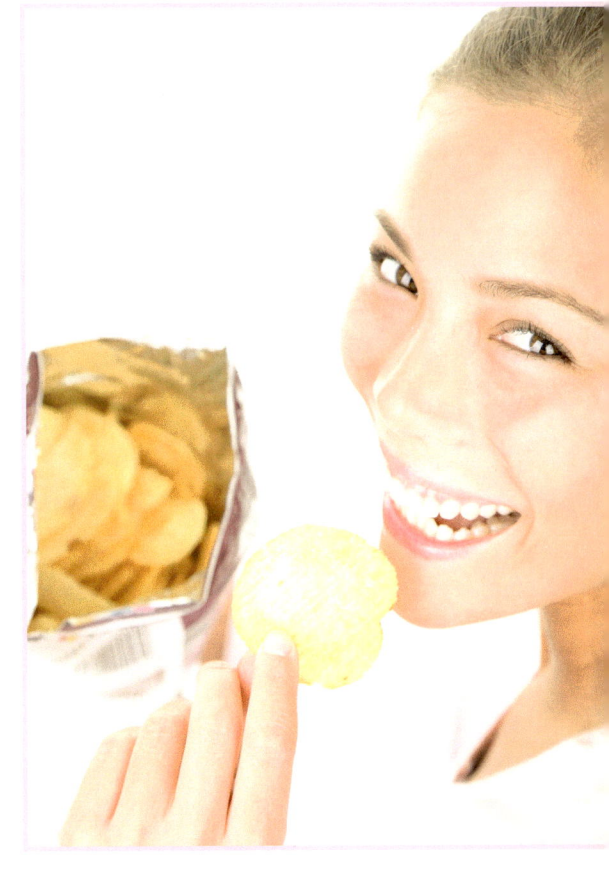

Es gibt noch eine gute und eine schlechte Nachricht zum Leptin. Die Konzentration an Leptin hängt nicht allein von Ihrer Kalorienbilanz ab. Auch die Menge an Körperfett, die Sie mit sich herumtragen, entscheidet über den Leptinwert:

hoher Körperfettgehalt = hoher Leptinwert
niedriger Körperfettgehalt = niedriger Leptinwert

Schade aber auch. Es hätte so schön sein können, oder? Aber keine Angst, es ist alles gut. Sie müssen nur wissen, wie Sie Leptin zu Ihrem Vorteil nutzen können. Neben den beiden Komponenten Kalorienbilanz und Körperfettgehalt spielt auch die körpereigene Sensitivität gegenüber Leptin eine Rolle. Diese Situation kennen Sie vom Diabetes Typ II: Der dauerhafte übertriebene Verzehr von kohlenhydrathaltigen Lebensmitteln sorgt dafür, dass der Körper ständig Insulin ausschüttet. Durch diese ständige Überrei-

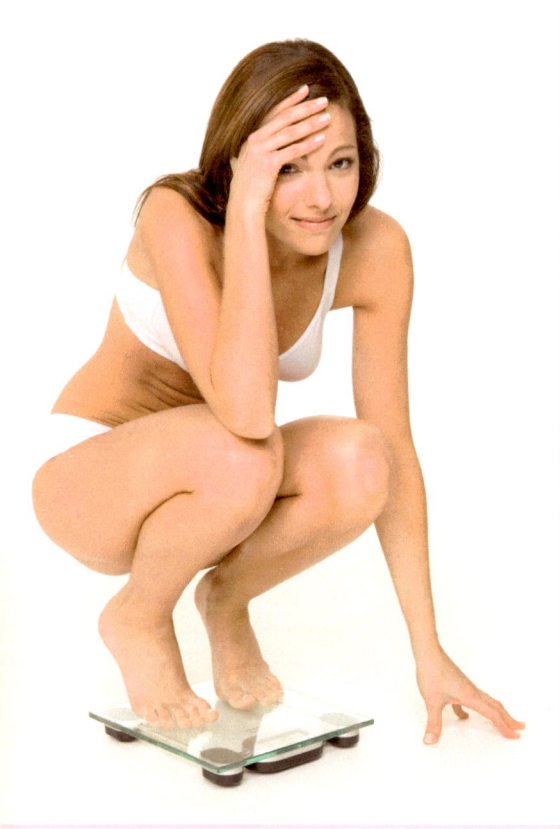

Nicht verzweifeln –
schummeln!

zung der Rezeptoren mit Insulin stumpfen diese ab und es entwickelt sich eine Insulinresistenz, sodass Insulin in Ihrem Körper „nicht mehr funktioniert".

Genau dasselbe passiert beim Leptin. Menschen mit hohem Körperfettanteil und einer viel zu großen Kalorienaufnahme, die so bereits mehrere Jahre leben, haben abgestumpfte Leptinrezeptoren. Leptin funktioniert nicht mehr. Deshalb läuft weder der Fettabbau noch der Stoffwechsel auf Hochtouren. Bei sehr schlanken Menschen mit wenig Körperfett und normaler Kalorienaufnahme sind die Leptinrezeptoren hochsensitiv.

Lassen Sie uns das an einem einfachen Beispiel betrachten:
Da ist Person A mit geringem Körperfettanteil, sie hat einen Basis-Leptinwert von „20" (die Zahl ist frei erfunden, ich benutze auch keine Maßeinheit, sie dient nur zur Verdeutlichung).

„20" ist alles, was Person A braucht, um einen gut funktionierenden Stoffwechsel zu haben und Fettverbrennung zu ermöglichen. Für Person B wiederum ist „20" nicht annähernd ausreichend, um dies zu erreichen. Das heißt, der Leptinwert, der „funktioniert", ist sehr individuell.

Jetzt entschließt sich Person A, aus welchen Gründen auch immer, zu einer Diät. Dadurch fällt der Leptinwert auf „10". „10" reicht aber nicht aus, um Stoffwechsel und Fettverbrennung von Person A auf Hochtouren laufen zu lassen. Wenn diese Person nicht eine Schummelstrategie in ihre Diät einbaut, wird sie kein Fett, sondern nur Muskeln verlieren, und sobald die Diät vorbei ist, wird sie sehr schnell wieder zunehmen.

Bezogen auf die Resistenz von Leptin gibt es gute und schlechte Nachrichten. Die gute zuerst: Leptinresistenz ist völlig reversibel, d. h. wieder rückgängig zu machen. Die schlechte: Wenn Sie seit Jahren übergewichtig sind und zu viel essen, dann haben Sie bereits einen hohen Leptinwert, der Ihnen allerdings nichts nützt. Die einzige Möglichkeit, die Leptinresistenz aufzulösen, ist: sauber essen und gut trainieren.

Auch Industriezucker in jedweder Form gehört nicht mehr auf den Speiseplan, er pusht die Ausschüttung von Leptin und fördert damit die Resistenz der Rezeptoren. Ein Verzicht auf Zucker ist notwendig, um die Leptin-Resistenz rückgängig zu machen. Anders – oder leichter – wird es Ihnen nicht gelingen und ohne leptinsensible Rezeptoren gibt es keine erfolgreiche Diät. Punkt.

Die aufmerksame Leserin wird sich sicherlich schon gefragt haben: „Aber was passiert, wenn ich immer schlanker werde? Dann sinkt doch mein Leptinwert ständig mit!" Das stimmt, daher wird die Frequenz, in der Sie schummeln dürfen, schlicht erhöht. Das bedeutet: Waren es zunächst sieben Tage, die vergehen mussten, bevor Sie schummeln durften, dürfen Sie nun alle fünf oder vier Tage schummeln. Analog dazu dürfen die stark übergewichtigen Menschen zunächst nur alle neun oder zehn Tage schummeln.

Keep the fire
burning!

Es bleibt allerdings stets bei einem Schummeltag, denn dieser reicht völlig aus, um den Leptinwert wieder auf ein Normalmaß zu bringen.

Umso fortgeschrittener Ihre Diät und damit Ihre Erfolge sind, umso mehr Details und Raffinessen lassen sich in diese Form von Diät einbringen. Man kann während der Woche zusätzlich die Kohlenhydrate pendeln lassen, um die Effekte Ihrer Diät noch zu verstärken.

Zunächst halten Sie sich aber an das oben beschriebene Grundgerüst. Sie werden sehen, es ist die angenehmste Form der Diät. Denn der Verzicht auf Ihr Lieblingsessen ist stets nur temporär und so halten Sie Ihre Diät wesentlich besser durch und die schnellen Erfolge werden Sie zusätzlich motivieren.

So können Sie ganz genau bestimmen, ob Sie einen Schummeltag brauchen:

Sie können mit einem ganz einfachen Verfahren messen, ob Sie mehr essen müssen. Jawohl, müssen, damit der Stoffwechsel angeheizt wird und vermehrt das Schlankmachhormon Leptin gebildet wird. Es geht ganz einfach. Wer längere Zeit Diät hält, beginnt zu frieren. Das bedeutet, der Körper bildet weniger Wärme, weil er Energie sparen muss.

Gehen Sie folgendermaßen vor:

Messen Sie morgens noch vor dem Aufstehen Ihre Körpertemperatur. Fünf Tage genügen, um einen sicheren Mittelwert zu bilden.

Einige Referenzwerte:

Eine mittlere Aufwachtemperatur von 36,2–37,0 Grad ist normal und spricht für einen normal funktionierenden Stoffwechsel.

Eine Durchschnittstemperatur von 35,5–36,1 Grad deutet auf einen verlangsamten Stoffwechsel hin.

Alles, was darunter liegt, spricht für einen sehr stark reduzierten Stoffwechsel.

Bei einer Temperatur von mehr als 37,5 Grad ist wahrscheinlich ein Infekt im Anmarsch.

Das sollten Sie tun:

Wer im unteren Temperaturbereich liegt, sollte für einen Tag die Kohlenhydratzufuhr um circa 200 Gramm erhöhen und die Fettzufuhr verringern. So können Sie den Ofen wieder anheizen. Die Morgentemperatur sollte ansteigen, was ein Zeichen ist, dass der Stoffwechsel wieder schneller arbeitet. Dann kann die Diät fortgesetzt werden.

Jemand mit sehr niedrigen Werten muss für längere Zeit seine Kalorienzufuhr, insbesondere die Kohlenhydratzufuhr anheben, damit der Stoffwechsel wieder schneller läuft.

Selbstverständlich gibt es bei der Aufwachtemperatur individuelle Schwankungen, besonders Frauen liegen oft nur im unteren Mittelfeld. Daher sind die eben gemachten Aussagen eben auch Durchschnittswerte. Was aber immer auf eine nachlassende Stoffwechseltätigkeit hindeutet, ist, wenn die Körpertemperatur vom Ausgangswert absinkt. Daher ist es tatsächlich eine gute Idee, wenn man am Anfang einer Diätphase seine Temperatur kennt und diese überwacht. Fällt sie um mehr als 0,6 Grad ab, dann wird es Zeit, mit Kohlenhydraten das Stoffwechselfeuer wieder anzuheizen.

Mein Tipp: Essen Sie einen Tag lang ganz viele Kohlenhydrate – aber ohne Fett, z. B.: Cola, Nudeln mit Tomatensauce, Milchreis, Grießbrei, Gummibärchen, Salzstangen, Obst, Brot mit Honig/Marmelade (aber ohne Butter).

Ihr Insulinspiegel wird wieder ansteigen und trägt dazu bei, dass vermehrt Leptin produziert wird. Der Stoffwechsel läuft wieder auf Hochtouren.

Besondere Ergebnisse verlangen besondere Maßnahmen

Wenn Sie mit dem Mittelmaß zufrieden sind, sollten Sie nicht über den Einsatz von Nahrungsergänzungen nachdenken. Nahrungsergänzungen sind zum Überleben eines gesunden Menschen nicht notwendig. Die Nahrung enthält alles, um überleben zu können. Wer jedoch mehr erreichen will, muss auch mehr tun bzw. investieren. Ich vergleiche Nahrungsergänzungen gern mit Kosmetik. Wahrscheinlich ist es für die Gesichtshaut vollkommen ausreichend, wenn Sie eine einfache Pflegecreme aus der blauen Dose auftragen. Damit aber Konturen betont werden, nutzen viele Frauen verschiedene Make-up-Produkte. Sie sind zur Pflege nicht notwendig, es sieht aber schöner aus.

Genauso verhält es sich mit Nahrungsergänzungen. Wer mehr straffende Muskulatur haben möchte, muss Nahrungsergänzungen nehmen. Ich kenne keine erfolgreiche Frau, die ihre Figur verbessert hat, ohne Nahrungsergänzungen zu gebrauchen.

Die Menge? Es mag Ihnen auf den ersten Blick befremdlich vorkommen, wenn ich Ihnen rate, Sie sollen 6–8 BCAA-Tabletten (siehe Kapitel „Straffungshelfer und Fettverbrenner") nehmen. Sie denken bestimmt: „Will der mich umbringen? Wenn ich Kopfschmerzen habe, dann nehme ich eine Tablette." Arzneimittel haben eine pharmakologische Wirkung. Sie verändern in kleinen Mengen die Körperfunktion oder das Schmerzempfinden. Nahrungsergänzungen sind Lebensmittel. Sie haben einen Genuss- oder Nährwert und unterstützen natürliche Körperfunktionen. Daher auch die größere Menge. Sie essen ja auch nicht nur einen Teelöffel Quark, sondern einen Becher Quark. Sie benötigen Nährstoffe im Gramm- und nicht im Milligrammbereich. 6–8 BCAA-Tabletten enthalten 6–8 g Eiweiß. Lösen Sie sich damit gleichzeitig auch von der Einschätzung, dass Nahrungsergänzungen Arzneimittel sind.

Fazit: Wer mehr erreichen will, muss auch Nahrungsergänzungen nehmen.

Straffungshelfer und Fettverbrenner

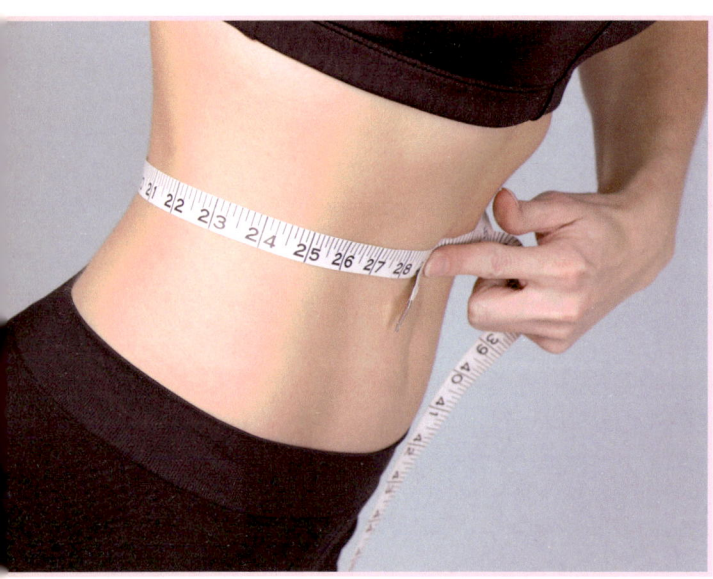

Training und Ernährung müssen stimmen!

Es gibt einige Nährstoffe, die Ihren Erfolg unterstützen. Es reicht jedoch nicht einfach, die ganzen Produkte zuzuführen und dann zu hoffen, dass Frau schlank wird. Training und Ernährung müssen stimmen. Die folgenden Nährstoffe sind Lebensmittel und keine Arzneimittel!

L-Carnitin – Der Fetttransporter

L-Carnitin kommt von Carne (= Fleisch). Dieser besondere Nährstoff kommt nur in Fleisch vor. Der Körper bildet diesen Nährstoff im Erwachsenenalter selbst, um lebenswichtige Funktionen im Körper ablaufen zu lassen. In Stressphasen oder während einer Reduktionsdiät kann ein L-Carnitin-Mangel entstehen – entweder weil die Produktion eingeschränkt oder die Zufuhr durch die Nahrung verringert ist (Diät). Dieser Nährstoff ist als „Fettburner" bekannt geworden. L-Carnitin hat seine Aufgabe im Fettstoffwechsel. Viel wichtiger sind aber seine positiven Wirkungen auf das Herz, das Immunsystem und die Haut. Daher ist die Zufuhr allein schon für die Gesund- und Schönheitserhaltung sinnvoll. Bei der Fettverbrennung hat L-Carnitin eine unterstützende Funktion. (Siehe auch das Kapitel „Maximale Fettverbrennung".) Die Fettverbrenner sind Ihre Muskeln. L-Carnitin transportiert die aufgespaltenen Fettsäuren in die Muskeln, wo sie als Energie verbrannt werden.

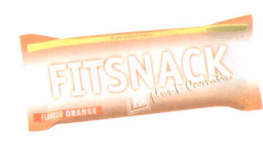

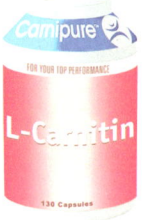

Noch mal auf den Punkt. So hilft L-Carnitin beim Schlankmachen:
Bis zwei Stunden vor dem Training keine Kohlenhydrate essen.
Zehn Minuten vor dem Training mindestens 1000 mg L-Carnitin zuführen.
Mit dem Krafttraining starten.
Anschließend Fettverbrennungstraining.
Direkt nach dem Training einen straffenden Eiweißshake trinken.
Wichtig: Achten Sie beim Kauf auf das Carnipure-Siegel. Nur Produkte mit dem Carnipure-Siegel enthalten hochwertiges, reines L-Carnitin.
Achten Sie darauf – Ihrer Gesundheit zuliebe.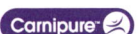

BCAA are a girl's best friend

BCAA – Die Straffungsnährstoffe
Wer Fett abbauen möchte, muss weniger essen als er verbraucht. Das ist bestimmt nichts Neues für Sie. Die Frage ist nur, ob der Körper Fett oder Muskeln verbrennt. Die Muskeln können Sie durch die Zufuhr der sogenannten Straffungsnährstoffe BCAA (engl. branch chained amino acids) vor einem Abbau schützen. Diese Aminosäuren werden direkt in die Muskulatur eingeschleust. BCAA sind besondere Eiweißbausteinchen, die nur drei Dinge können: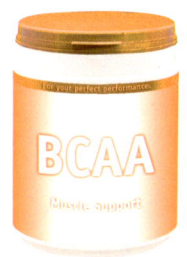

- Muskulatur straffen
- Haut straffen
- Fettverbrennung verbessern

Also genau das, was Sie in der Straffungsphase erreichen möchten.
Zufuhr: Täglich eine Tablette pro 10 kg Körpergewicht, aufgeteilt in zwei Gaben vor und nach dem Training. An trainingsfreien Tagen aufgeteilt auf morgens und abends.
Beispiel: 60 kg = sechs Tabletten täglich. An Trainingstagen: drei vor und drei nach dem Training. An trainingsfreien Tagen: drei morgens und drei abends.
Worauf ist beim Kauf zu achten: In der Zutatenliste sollten die drei Aminosäuren in folgender Reihenfolge aufgeführt sein: L-Leucin, L-Isoleucin und L-Valin. Falls in der Zutatenliste Melasseextrakt steht, sollten Sie das Produkt nicht kaufen.

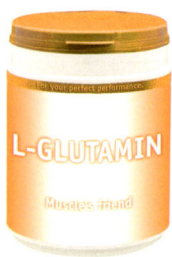

L-Glutamin – Dünger für die Muskulatur, das Immunsystem und wirkungsvoll gegen Heißhunger

Glutamin ist eine Aminosäure, die der Körper normalerweise in ausreichender Menge selbst herstellt. Bitte nicht mit Glutaminsäure oder Glutamat verwechseln. Unter besonderen Bedingungen, wie intensivem Sport oder Stress, kann der Körper nicht ausreichend Glutamin produzieren. Die Folgen können Übertraining, Schlappheit, Heißhunger oder Erkältungssymptome sein. Wer also viel Stress hat und oft krank ist, sollte unbedingt Glutamin zuführen. Es gibt Glutamin in Form von Pulver oder Kapseln. Auch bei Heißhunger greift Glutamin regulierend ein, vor allem während sehr kohlenhydratarmen Zeiten. Glutamin stabilisiert den Blutzuckerspiegel und schützt vor Schwankungen.

Mein Tipp: Eine Stunde nach der Mahlzeit 5–10 g Glutamin zuführen. Konsumenten mit erhöhtem Bedarf kaufen lieber Pulver, weil es günstiger ist als Kapseln.

Für die Figur hat Glutamin die schöne Funktion, Wasser in der Muskelzelle zu speichern. Dadurch wird erstens die Muskelzelle prall und drückt die Haut nach außen und zweitens lagert sich mehr Protein in die Zelle ein, sodass es zu schnellerem Muskelwachstum (Straffung) kommt.

Zufuhr: Bis zu 30 g am Tag. 5–10 g pro Tag genügen in den meisten Fällen.

Ernährungszweck:
- Unterstützt das Immunsystem
- Schaltet den Stoffwechsel auf Muskelstraffung
- Verhindert den Abbau von straffender Muskulatur
- Verbessert die Wasser- und Glykogeneinlagerung und somit das sportliche Aussehen
- Verbessert die Regeneration
- Verhindert Heißhunger
- Entgiftet den Körper

Proteinkonzentrate (Eiweiß) – Figur-Shakes

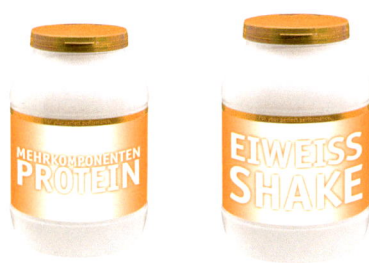

„Ist doch alles Chemie" ist meistens die erste Bemerkung zu Proteinkonzentraten. Zugegeben, manchmal sehen die Dosen auch ein bisschen chemisch aus. Es kommt aber auf den Inhalt an. Vergleichen Sie zwei weitere Lebensmittel mit Proteinkonzentraten: Zucker und Mehl. Zucker wird aus Zuckerrüben hergestellt, Mehl aus Getreide. Eiweißpulver wird aus Milch, Molke, Eiklar oder Soja hergestellt. Nicht aus Schlachtabfällen! Es wird also nicht aus „Chemie" hergestellt.

Die drei Pulver werden aus ganz normalen Lebensmitteln hergestellt. Nur die Wirkung im Körper ist unterschiedlich:

Zucker	Karies, Übergewicht
Mehl	Übergewicht, Diabetes
Eiweißpulver	Straffes Gewebe, schöne Haut, feste Fingernägel, schöne Haare

Säuglingsnahrung enthält auch Milchpulver. Da würde niemand sagen, es sei Chemie, oder?

Der knackige Körper besteht zu 60 % aus Wasser, 14 % aus Fett, 16 % aus Eiweiß und zu 1,2 % aus Kohlenhydraten. Warum sollte man dann so viele Kohlenhydrate essen, wie es offiziell empfohlen wird? Unter uns, für mich sind es sozialpolitische Gründe und keine wirklichen gesundheitlich basierten Empfehlungen. Im Klartext: Ein Brötchen enthält viele Kohlenhydrate, aber nur wenig Eiweiß. Wir haben uns daran gewöhnt, es zu essen, und empfinden es als normal. Für den ganzen Körper (Muskeln, Knochen, Haare, Haut und Fingernägel bestehen aus Eiweiß) wäre ein Eiweißshake wertvoller. Es wird wohl noch etwas dauern, bis sich diese Erkenntnis durchgesetzt hat. Ich esse nur noch selten Brötchen, denn Brötchen ernähren nicht meine Zellen. Ich werde davon nicht jünger oder stärker, höchstens schlapper.

Worauf sollten Sie achten, wenn Sie sich ein Eiweißpulver (Protein-pulver) kaufen möchten?

Eiweißpulver machen immer Sinn, wenn Sie es aus Zeit- oder Bequemlichkeitsgründen nicht schaffen, sich eine eiweißreiche Mahlzeit zuzubereiten.

Die erste Frage, die sich stellt, ist also: „Wann möchte ich den Shake trinken?"

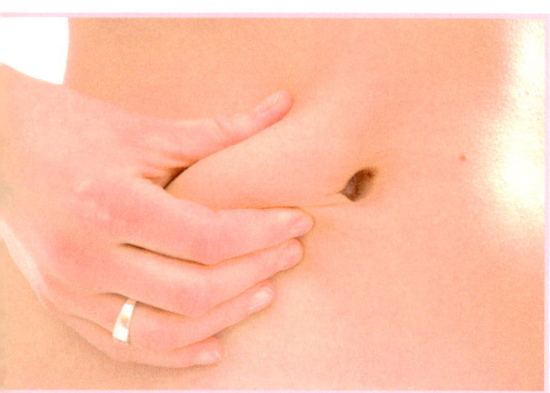

Whey ist der schnell straffende Start in den Tag.

1. Morgens, vor und nach dem Training: It's Whey Time

Nach dem Aufstehen, kurz vor und nach dem Training sind sogenannte Whey-Proteine am besten geeignet. „Whey" kommt aus dem Englischen und bedeutet „Molke". Es handelt sich also um Molkenprotein. Molkenprotein wird sehr schnell vom Körper aufgenommen. Es wird beim Anrühren nicht dick und sättigt nicht sehr stark. Es ist gut verträglich. Besonders morgens ist es wichtig, einen Whey-Shake zu trinken. Da gibt es keine Alternative. Es ist der schnell straffende Start in den Tag.

Das sollte auf dem Etikett des Produkts stehen:
Auf der Zutatenliste an erster Stelle: Molkenprotein
In der Nährwerttabelle:
Pro 100 g
Eiweiß: mindestens 80 g
Kohlenhydrate: maximal 5 g
Fett: maximal 5 g
Es sollte eine Aminosäurebilanz aufgedruckt sein.
Die wichtigsten Aminosäuren für die Figur sind die BCAA.
So sieht ein gutes Aminosäurenprofil aus:
L-Leucin (BCAA): mindestens 12 g/100 g Protein
L-Isoleucin (BCAA): mindestens 6 g/100 g Protein
L-Valin (BCAA): mindestens 6 g/100 g Protein

In der Summe sollten mindestens 24 g BCAA auf 100 g Protein enthalten sein. Geben Sie sich nicht mit geringeren Werten zufrieden. Fragen Sie den Hersteller/Verkäufer, ob das Eiweiß nach dem CFM-Verfahren (Cross Flow Mikrofiltration) hergestellt worden ist. CFM ist ein Verfahren, bei dem der Milchzucker und das Fett besonders schonend aus dem Molkenprotein (Whey = Molke) herausgefiltert werden, ohne dabei hitzeempfindliche Proteinfraktionen zu zerstören. Dadurch lässt sich ein sehr eiweißreiches Protein herstellen, das sehr fettarm < 1% und kohlenhydratarm < 1% ist. Whey Protein wird sehr schnell vom Körper resorbiert, dadurch werden die Muskeln nach einem intensiven Training sehr schnell mit benötigten Aminosäuren versorgt. Whey Protein besitzt einen hohen Anteil an BCAA und Glutamin.

2. Als Mahlzeitenersatz oder vor dem Schlafengehen

In diesen Fällen ist das sogenannte Casein, oder auch Milchprotein genannt, die bessere Wahl. Milchprotein wird zeitverzögert vom Körper aufgenommen und macht sehr satt. Ideal als Zwischenmahlzeit am Morgen oder an trainingsfreien Tagen. Wer auf Diät ist, kann das Milchprotein auch nach dem Training trinken. Es macht dann Sinn, Whey und Milchprotein im Verhältnis 1:1 zu mischen.

Das sollte auf dem Etikett des Produkts stehen:

Auf der Zutatenliste an erster Stelle: Milcheiweiß (Casein)

In der Nährwerttabelle:

Pro 100 g

Eiweiß: mindestens 80 g

Kohlenhydrate: maximal 10 g

Fett: maximal 5 g

Es sollte eine Aminosäurebilanz aufgedruckt sein.

Die wichtigsten Aminosäuren für die Figur sind die BCAA.

So sieht ein gutes Aminosäurenprofil aus:

L-Leucin (BCAA): mindestens 10 g/100 g Protein

L-Isoleucin (BCAA): mindestens 5,5 g/100 g Protein

L-Valin (BCAA): mindestens 7 g/100 g Protein

In der Summe sollten mindestens 22 g BCAA auf 100 g Protein enthalten sein. Geben Sie sich nicht mit geringeren Werten zufrieden.

Meistens sind noch weitere Eiweiße wie Molkenprotein und Eiprotein enthalten. Sie erhöhen die Verwertbarkeit und machen den Shake schön cremig. Mit diesem Eiweiß können Sie auch backen. Rezepte finden Sie auf der Homepage www.gfe-ev.de und in diversen Ratgebern. Wie wäre es z. B. mit einem Kokoskuchen?

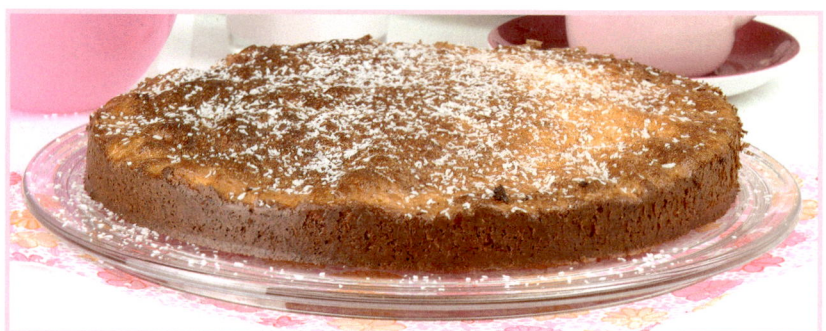

Laktoseintoleranz – Kein Problem!

Die beiden o. g. Produkte sind nur bedingt für Personen mit Laktoseintoleranz geeignet. Es gibt im Handel aber spezielle laktosefreie Produkte, u. a. sind Sojaproteinpulver geeignet. Mit BCAA-Tabletten haben laktoseintolerante Personen auch kein Problem. Eine echte Alternative.

Motivations-Tipp: Shopping-Check im Supermarkt

Gehen Sie heute ganz bewusst durch den Supermarkt und schauen Sie sich die Einkaufswagen Ihrer Mitmenschen an. Betrachten Sie zuerst nur den Inhalt eines bestimmten Einkaufswagens und versuchen Sie, sich anschließend vorzustellen, wie die Person, der der Wagen gehört, aussehen könnte. Ich versichere Ihnen eine 90-prozentige Erfolgsquote! Vergleichen Sie danach das Ganze mit dem Inhalt Ihres eigenen Einkaufswagens. Sie werden sehen: Plötzlich werden Sie richtig stolz darauf sein, Gemüse, Quark und Putenfleisch durch die Gänge zu schieben! Kleider machen Leute. Essen macht Figur. Das wird nirgends deutlicher als im Supermarkt. Viel Spaß beim Ausprobieren!

CLA – Fettwiederaufnahmestopper

Die deutsche Übersetzung für CLA lautet: Konjugierte Linolsäure. Dieses Buch ist kein Biochemiebuch, daher nur eine kurze Erklärung. CLA ist eine Fettsäure, die eine wichtige Funktion im Fettsäurentransport übernimmt. CLA regelt sozusagen die Fließrichtung der Fettsäuren. Die Fettsäuren werden in die Muskeln getrieben, wo sie als Energie verbrannt werden. Damit sie sich nicht verlaufen, blockiert CLA die Wiederaufnahme in die Fettspeicher. Wenn es mit dem Fettabbau nicht weiter vorangeht, ist es sinnvoll, CLA zuzuführen. Führen Sie dreimal täglich zwei Kapseln zu. Achten Sie auf das Clarinol-Logo, dann erhalten Sie eine gute, reine Qualität. Zufuhr siehe Seite 55.

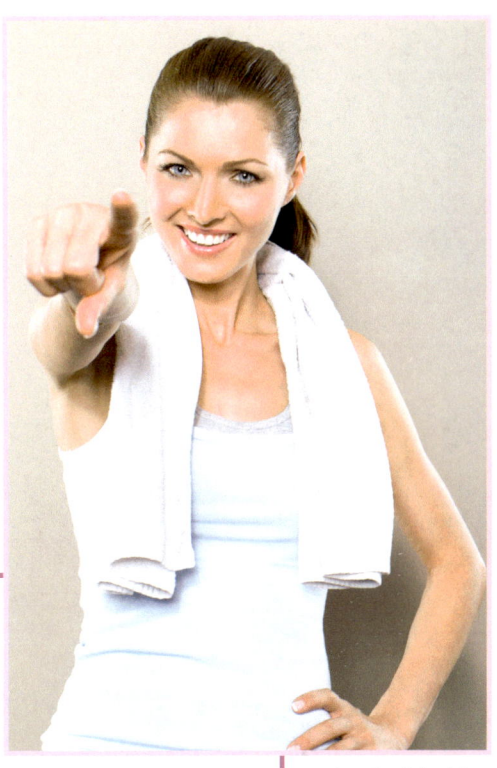

Ernährungszweck:
- Reduktion des Körperfettanteils
- Erhöhung/Erhalt der Muskelmasse
- Verbesserte Insulinwirkung
- Zellschutz

Reden Sie sich nicht länger schön, werden Sie schön!

Vitamin C – Körperstraffer

Das wohl bekannteste Vitamin überhaupt hat nicht nur eine Funktion für das Immunsystem, sondern auch für die Figur. Es vernetzt das Bindegewebe und strafft die Haut. Außerdem unterstützt es die Proteinsynthese (Muskelstraffung) und reduziert das Cortisol im Körper. (Cortisol ist ein Stresshormon, das Muskelgewebe aufspaltet und damit langfristig zum Fettaufbau führt). Die offizielle Zufuhrmenge beträgt 100 mg am Tag. Das genügt, damit einem nicht die Zähne ausfallen und alle Körperfunktionen geregelt ablaufen können. Wer straffere Haut und straffere Muskeln will, braucht mehr. Bis zu 1000 mg Vitamin C, verteilt auf fünf Einzelgaben, ist ein guter Richtwert. Außerdem kann man das Leben länger genießen, weil Vitamin C der Entstehung des grauen Stars vorbeugt.

Magnesium – Mitochondrien-Builder

Magnesium gilt als das bekannteste Mineral. Es soll vor Krämpfen und Nervosität schützen. In vielen Fällen ist ein Magnesiummangel auch der Grund für Muskelkrämpfe. Es kann aber auch ein Natriummangel sein. Magnesium wird auch als „Salz der inneren Ruhe" bezeichnet, weil es eine beruhigende Wirkung hat. Das Herz ist auch ein Muskel und der Herzmuskel schlägt ruhiger, wenn die Magnesiumversorgung ausreichend ist. Allein aus diesem Grund macht es Sinn, regelmäßig Magnesium zuzuführen.

Doch Magnesium, das Multitalent, das an über 300 Enzymreaktionen beteiligt ist, hilft auch beim Aufbau der Zellkraftwerke – der sogenannten Mitochondrien. Je besser die Zellkraftwerke funktionieren, desto besser läuft die Fettverbrennung. Ein Magnesiummangel macht sich in Form von Krämpfen erst spät bemerkbar. Eine verringerte Fettverbrennung merkt man dagegen sehr schnell.

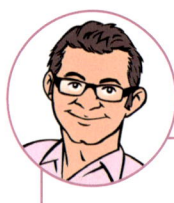

Mein Tipp: Jeden Abend vor dem Schlafengehen 250 mg Magnesiumcitrat zuführen. Achten Sie auf die Endung „Citrat".

Der Tagesbedarf beträgt mindestens 350 mg. Diese Menge ist mit der Nahrung nur schwer aufzunehmen.
Durchschnittswerte für Magnesiumgehalte, Angaben pro 100 g:

Milch	12 mg
Haferflocken	140 mg
Weizenmehl Type 405	0 mg
Weizenkleie	590 mg
Sonnenblumenkerne	420 mg
Fleisch (mager)	20 mg
Fisch	20 mg
Kartoffeln	22 mg
Beerenobst	25 mg
Bananen	35 mg
Bitterschokolade	300 mg

Zink – Straffe Haut und knackiger Po

Zink ist ein Spurenelement, das sehr wichtig für eine reine Haut ist. Hautrötungen und Entzündungen können durch Zinkmangel verursacht werden. Jeder, der Kinder hat, weiß, dass man auf den wunden Po Zinksalbe aufträgt, damit die Rötungen oder wunden Stellen abheilen. Beim erwachsenen Menschen sieht man häufig Entzündungen oder vermehrte Aknebildung. Mit Zink kann man diese Hautunreinheiten beseitigen. Eine weitere Eigenschaft des Zinks ist seine sogenannte Aromatase hemmende Wirkung. Das bedeutet nichts anderes, als dass man die fettbildende Wirkung des Östrogens abschwächt. Östrogen heißt auch Weichmacher. Die Haut wird durch Östrogen weicher und kann sich mehr dehnen, damit das Fett wachsen kann. Meistens bildet Östrogen Fettspeicher am Po. Der ausgeprägte weibliche Typ produziert häufig viel Östrogen und speichert das Fett am Po. Mit Zink kann man während der Gewichtsre-

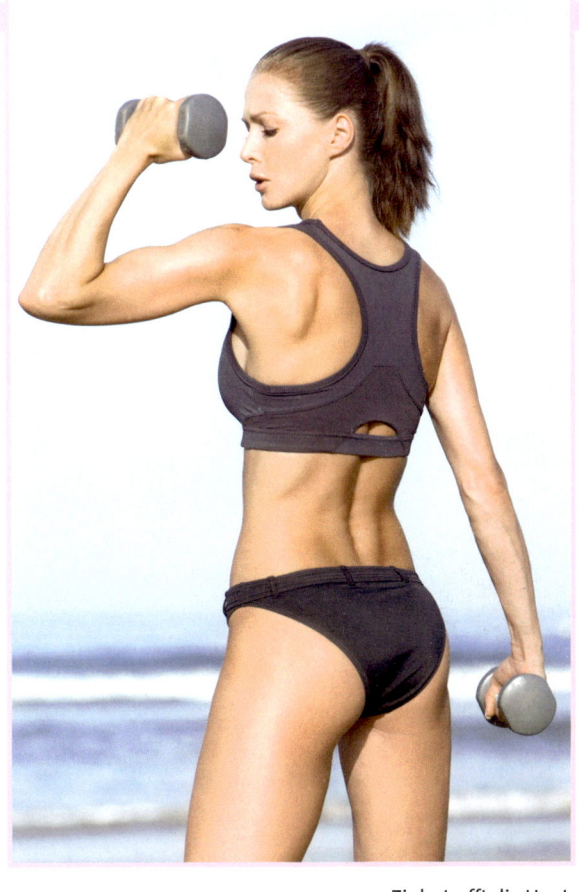

Zink strafft die Haut und den Po.

duktionsphase den Fettabbau insbesondere am Po beschleunigen. Täglich sollten 50 mg in Form von Zinkgluconat oder Zinkchelat zugeführt werden. Am besten abends zuführen.

Vorteile von Zink:
- Wirkt gegen Akne und Hautunreinheiten
- Positive Wirkung auf den Hormonstoffwechsel
- Stärkung des Immunsystems (Antioxidant)
- Unterstützung der Wundheilung
- Aromatasehemmer
- Vorbeugung von Dehnungsstreifen

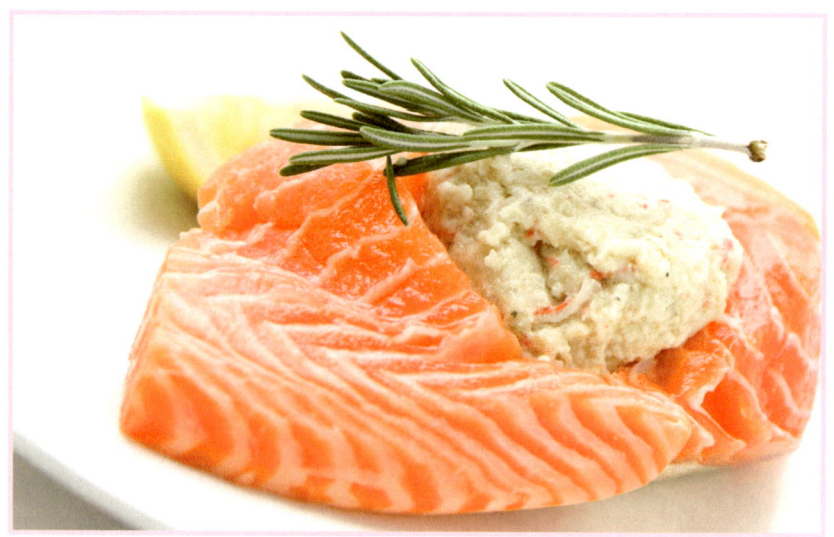

Omega-3-Fettsäuren kommen vor allem in Fisch und Wildfleisch vor.

Omega 3 hilft, Zucker in den Muskel und nicht in das Fett zu transportieren!

Omega-3-Fettsäuren – Gesund- und Schlankmacher

Das Wort Fettsäure lässt im ersten Moment nicht vermuten, dass man damit gesund und schlank werden kann. Viele Jahre wurde Fett als Krank- und Fettmacher verteufelt. Das einzig schlechte Fett ist aber das sogenannte Transfett. Sie finden es in einigen Fertigprodukten in der Zutatenliste unter Pflanzenöl gehärtet bzw. zum Teil gehärtet. Dieses Fett sollten Sie meiden. Omega-3-Fettsäuren sind die gesündesten Fettsäuren überhaupt. Sie kommen vor allem in Fisch und Wildfleisch vor. Diese tierischen Quellen sind für den Menschen am besten verwertbar. Es gibt auch pflanzliche Quellen in Raps- oder Leinöl. Der Körper muss diese aber erst in die aktive Form umwandeln.

Die Zellmembranen bestehen aus Omega-3-Fettsäuren und halten diese geschmeidig. Außerdem helfen sie dabei, dass Nährstoffe besser in die Zellen gelangen. Das ist besonders für den sportlichen Typ wichtig. Der sportliche Typ hat oft Probleme damit, die Kohlenhydrate in die Muskeln zu bekommen. Meistens landen sie dann am Bauch oder an der Hüfte. Die Zufuhr von 6 g Fischöl in Form von Kapseln oder in flüssiger Form hilft dabei, die sogenannte Insulinresistenz an der Muskelzelle zu verbessern. Auf Deutsch heißt das: Das Insulin kann die Muskelzelle besser öffnen und die Kohlenhydrate einschleusen. So werden sie nicht so schnell in Fett umgewandelt und in der Fettzelle gespeichert.

Omega-3-Fettsäuren haben noch viele weitere positive Effekte auf die Gesundheit:

- Reduktion des Blutcholesterins
- Linderung von Rheuma
- Linderung von Neurodermitis
- Weniger Schmerzen und Entzündungen
- Erweiterung der Blutgefäße mit besserer Durchblutung
- Erweiterung der Bronchien
- Zunahme der Leistungsfähigkeit und Widerstandskraft
- Wirken gefäßschützend und verhindern dadurch Arteriosklerose
- Verbessern die Blutfettwerte: senken erhöhte Triglyceride (Neutralfette) sowie Lipoprotein-(a)-Werte und erhöhen das „gute" Cholesterin HDL
- Helfen dem Herzen bei Herzrhythmusstörungen
- Verbessern die Durchblutung der Herzgefäße, reduzieren die Intensität und Häufigkeit von Herzschmerzen (Angina pectoris)
- Können Herzinfarkten und Schlaganfällen vorbeugen und das Risiko eines erneuten Infarkts senken
- Verbessern die Fließeigenschaften des Blutes, unter anderem durch Erhöhung der Flexibilität der roten Blutkörperchen; gleichzeitig senken sie die Gefahr schädlicher Zusammenballung von Blutplättchen mit Senkung erhöhter Fibrinogen-Werte
- Helfen bei milder Hypertonie, den Blutdruck zu normalisieren
- Schützen vor plötzlichem Herztod

L-Arginin – Besseres Training geht nicht

Wenn Sie schon länger trainieren, dann lieben Sie es wahrscheinlich, wenn Sie Ihre trainierten Muskeln intensiv beim Training spüren. Dieser intensive Effekt wird auch als „Pump" bezeichnet. Mithilfe der Nahrung kann dieser Effekt verstärkt werden.

DIE ERNÄHRUNG

Die natürliche Aminosäure L-Arginin, die z. B. auch in Nüssen vorkommt, weitet die Blutgefäße, und es kann mehr Blut in den trainierten Muskel einfließen. Dies hat viele Vorteile:

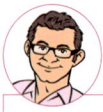

Lieben Sie Ihre Fettverbrennungsöfen. Arginin feuert die Öfen an!

- Der trainierte Muskel wird besser durchblutet
- Beim Training spürt man den Muskel besser
- Der Zielmuskel kann besser trainiert werden (besonders sinnvoll beim Polifting-Training, weil die Belastung dann vom Oberschenkel auf den Po verschoben werden kann; Ergebnis: eine schnellere Straffung und Anhebung des Pos)
- Der trainierte Muskel wird besser mit Nährstoffen versorgt
- Das „Abfallprodukt" Laktat kann schneller abtransportiert werden
- Das Training fällt leichter
- Tolles Trainingsgefühl
- Es findet eine Verbesserung der Pumpleistung des Herzens statt
- Es fördert die Freisetzung von Wachstumshormonen im Körper, die wiederum den Fettstoffwechsel beschleunigen, das Abwehrsystem stärken, für die Zellerneuerung zuständig sind, etc.
- Es stärkt das Immunsystem
- Es trägt unterstützend zur besseren Wundheilung bei (z. B. nach Operationen)
- Es ist reichlich in Nüssen, Fleisch, Fisch und Getreide enthalten
- Es ist an der Blutzirkulation beteiligt und kann dadurch helfen, den Cholesterinspiegel zu senken

Zufuhrempfehlung: Zehn Minuten vor dem Training 3 g in Form eines Drinks oder einer Kapsel.

Motivations-Tipp: Fotoshooting

Jede Frau sollte ein Fotoshooting machen und sehen, wie schön sie ist. Also, ran an die Fotografen oder an halbwegs begabte Freunde mit Digitalkamera im Schrank. Sie haben es sich verdient!

Was	Wann	Wie viel	Warum
L-Carnitin **Carnipure™**	An trainingsfreien Tagen morgens, an Trainings-tagen zehn Minuten vor dem Training	1000–3000 mg	Verbesserter Fettsäu-rentransport, bessere Herzleistung, „mehr" Luft beim Training
BCAA	An trainingsfreien Tagen morgens und abends, an Trainingstagen zehn Minuten vor und direkt nach dem Training	Pro 10 kg Kör-pergewicht eine Tablette, aufgeteilt in zwei Gaben	Schutz der Muskulatur, Hautstraffung, Fettver-brennung
L-Glutamin	Bei Heißhungerattacken eine Stunde nach der Mahlzeit und direkt nach dem Training	5–10 g verteilt über den Tag	Immunsystem, Muskel-straffung, verbessert die Wasser- und Glykogen-einlagerung, Regenerati-on, verhindert Heißhun-ger, entgiftet den Körper
Whey-Protein	Morgens, vor und nach dem Training	Je 25 g in 300 ml Flüssigkeit	Schnelle Versorgung der straffenden Muskulatur
Milchprotein (Mehrkomponenten-protein)	Mahlzeitenersatz oder vor dem Schlafengehen	25 g in 300 ml Flüs-sigkeit	Langfristige Versorgung der straffenden Mus-kulatur, zur schnellen gesunden Sättigung
CLA	Dreimal täglich	Je zwei Kapseln	Besserer Fettabbau
Vitamin C	Fünfmal täglich	Je 200 mg	Straffe Haut, Fettabbau
Magnesium	Abends vor dem Schla-fengehen	250 mg Magnesi-umcitrat	Vorbeugung von Krämp-fen, effektiver Fettabbau
Zink	Abends vor dem Schla-fengehen	50 mg Zinkglu-conat/Chelat für den ausgeprägt weiblichen Typ	Reine Haut, Immunsys-tem, Abbau von Fett an den Problemzonen
Omega-3-Fettsäuren	Über den Tag verteilt zu eiweißreichen Mahlzeiten	6 g für den sportli-chen Typ	Verbesserter Abbau von Hüftspeck
L-Arginin	Zehn Minuten vor dem Training	3 g	Besseres Trainingsge-fühl, bessere Durch-blutung, schnellere Ergebnisse

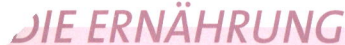

Maximale Fettverbrennung

Wer weniger isst, als er verbraucht, nimmt ab. Das ist nichts Neues. Die Frage ist nur, was abnimmt: Wasser, Muskeln oder Fett.

Wasser verliert man als Erstes, weil der Körper die Kohlenhydratspeicher entleert. Jedes Gramm Kohlenhydrat speichert 2–3 g Wasser. Sind die Kohlenhydrate verbrannt, verliert der Körper auch das daran gespeicherte Wasser.

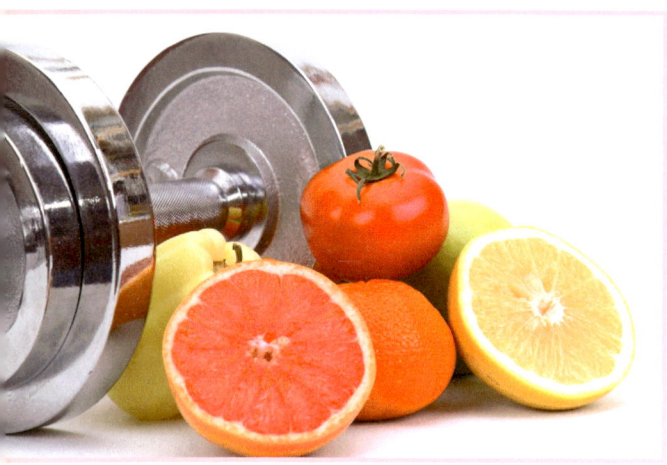

Muskeln werden verbrannt, wenn zu wenig Eiweiß zugeführt wird, vor allem in Form von BCAA. Oder wenn zu hart trainiert wird und der Körper abbauende Stresshormone produziert (z. B. Cortisol).

Fett wird verbrannt, wenn man es schafft, die im Fettgewebe gespeicherten Fettsäuren herauszulösen, diese in die Blutbahn zu bringen und von dort aus in den Muskel zu schleusen, damit er sie als Energie nutzt. Klingt eigentlich ganz einfach. Ich will auch ganz einfach erklären, wie es geht.

Fettverbrennung ist der einzig sinnvolle Weg.

Zunächst einmal: Wie kommt das Nahrungsfett in den Fettspeicher rein? Dazu nutzt der Körper das Fettaufbauhormon Insulin und das dazugehörige Fettaufbauenzym. Der Körper macht das seit über 40.000 Jahren so. Das kann er perfekt – Fett speichern. Das Fett ist stark im Gewebe verankert.

Sie können sich gespeichertes Körperfett bildhaft wie den Buchstaben E vorstellen. Der senkrechte Strich des Es ist das sogenannte Glycerin. Die drei waagerechten Striche sind die Fettsäuren. Diese sind sehr fest mit dem Glycerin verbunden und lassen sich nur schwer abtrennen.

Es wird für schlechte Zeiten gespeichert. Immer mehr und mehr. Doch woher soll unsere alte Genetik wissen, dass wir eigentlich keine schlechten Zeiten mehr kennen? Wir müssen den Körper also austricksen.

Es gibt zwei Tricks und einen Zusatzturbo

Trick 1 – Die nahrungsgesteuerte Fettverbrennung:
Zwei Stunden vor dem Training keine Kohlenhydrate essen. Dann schüttet der Körper kein Insulin aus, sondern den Gegenspieler, das Fettabbauhormon Glucagon. Glucagon produziert außerdem das Fettaufspaltungsenzym HSL (Hormonsensitive Lipase). Das Enzym können Sie sich wie eine Schere vorstellen: Es schneidet die Fettsäuren vom Glycerin ab, die Fettsäuren sind frei. Sie verlassen den Fettspeicher und befinden sich jetzt in der Blutbahn. Ein weiterer Nährstoff, das L-Carnitin, nimmt die Fettsäuren huckepack und bringt sie zum trainierenden Muskel.

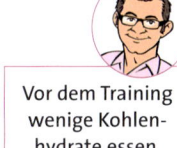

Vor dem Training wenige Kohlenhydrate essen.

Das Problem ist bloß, dass die meisten Menschen das Falsche vor dem Training essen oder währenddessen sogar Apfelschorle trinken. Apfelschorle enthält zu viel Zucker und dieser Zucker blockiert die Fettverbrennung.

Trick 2 – Die hormongesteuerte Fettverbrennung:
Es gibt noch eine andere Möglichkeit, die Fettsäuren aus dem Fettgewebe zu lösen. Hierbei müssen wir uns wieder unserer Genetik bedienen und sie austricksen. Der Trick besteht darin, Stresshormone zu produzieren, welche die Fettaufspaltung anregen. Wir müssen eine Fluchtreaktion simulieren. Das Gehirn kann nicht unterscheiden, ob es sich um eine wirkliche oder eine gespielte Fluchtreaktion handelt. Stellen Sie sich vor, Sie machen eine Expedition durch den Dschungel und der Säbelzahntiger kommt auf Ihre Gruppe zu. Sie werden wahrscheinlich in Panik geraten und weglaufen. Ihr Körper mobilisiert alle Kräfte und stellt so viel Energie wie nur möglich zur Verfügung. Sie sprinten los. Von überall her kommt Energie, auch aus dem Fett. Die Fettsäuren befinden sich im Blut und können so als Energie verbrannt werden. Sie geben alles und laufen. Sie müssen ja nur schneller sein als Ihr Expeditionspartner …

Für die maximale Fettverbrennung bedeutet das, dass Sie ab und an eine Fluchtreaktion simulieren müssen. Der Sportwissenschaftler nennt das HIIT Training, High Intensiv Intervall Training.

So geht's: Nehmen wir als Beispiel den Ergometer (Standfahrrad). Fahren Sie eine Minute langsam und geben dann für 30 Sekunden alles. Sie radeln so schnell Sie können. Anschließend wieder eine Minute langsam, dann wieder schnell usw. Insgesamt genügen zehn Minuten HIIT. Die Fettsäuren sind aufgespalten und im Blut. Jetzt wird es

Zeit, eine Pause zu machen, und das für ca. fünf Minuten, damit sich die Stresshormone abbauen. Die Fettsäuren sind aber noch im Blut. Diese werden dann mithilfe eines langsamen Fettverbrennungstrainings verbrannt. 20 Minuten genügen. Einen genauen Plan erhalten Sie an anderer Stelle dieses Buches. Mir ist es wichtig, dass Sie die Hintergründe verstehen.

Der Zusatzturbo für die Fettverbrennung:
Fassen wir zusammen: Um Körperfett zu verbrennen, müssen wir es aus dem Fettspeicher herausbekommen und zu den Muskeln transportieren. Es sollte nicht wieder zurück in die Fettzellen wandern.

Thermo-Caps erhöhen die Kalorienverbrennung.

Damit das nicht passiert, gibt es sogenannte Fatburner-Kapseln. Meistens tragen sie noch die Bezeichnung „Thermo" im Namen. Diese Fatburner-Kapseln enthalten Grünteeextrakt, Koffein, Pfefferextrakt, Carnitin und im besten Fall CLA.

Hier ganz kurz die einzelnen Funktionen:
Grünteeextrakt enthält sogenannte Catechine, die dem Körper dabei helfen, Fettaufspaltungsenzyme zu produzieren.
Koffein öffnet die Fettzelle.
Carnitin transportiert die Fettsäuren in die Muskelzelle.
CLA ist ein besonderer Nährstoff. Er verhindert, dass die freigesetzten Fettsäuren wieder im Fettgewebe aufgenommen werden. CLA steigert den Transport von Fettsäuren in die Muskulatur. Dort werden sie bei entsprechender Aktivität verbrannt.

Die Bezeichnung Thermo kommt von Thermogenese. Die Thermogenese beschreibt die Wärmebildung des Körpers. Je mehr Wärme produziert wird, desto höher ist der Kalorienverbrauch. Vielleicht kennen Sie auch Menschen, die im Winter im T-Shirt herumlaufen, weil ihnen warm ist, die meistens dünnen, wandelnden Heizkörper. Die Inhaltsstoffe in Fatburnern mit der Zusatzbezeichnung Thermo enthalten Nährstoffe, welche die Wärmeproduktion erhöhen. Wer also ständig kalte Hände oder Füße hat, profitiert zusätzlich von der Zufuhr von Thermo-Fatburnern.

Anmerkung: Diese Produkte sind keine Wundermittel. Es sind Unterstützer. Der Dreh- und Angelpunkt ist immer die Kalorienzufuhr.

Kleine Helfer für die Figur und straffe Haut

> Die größten Einflüsse auf die Figurveränderung haben:
> 1. Der eigene Wille (Ehrgeiz, Disziplin usw.)
> 2. Die Ernährung
> 3. Das Training
> 4. Die Hilfsmittel

Straffe Haut ist einfach schöner!

Im Laufe der Zeit haben sich einige Hilfsmittel als sehr effektiv zur Veränderung der Figur und der Haut erwiesen.

Für ein schöneres Hautbild sollten Sie regelmäßig das Gesetz der Osmose beachten. Siehe dazu auch den Abschnitt „Omas Salzsocke".

Der Bauchweggürtel

Sie können aber auch den ganzen Tag etwas für Ihr Hautbild tun. Es gibt sogenannte Blue Belts®. Dabei handelt es sich um spezielle Neoprengürtel, die überschüssiges Wasser aus dem Gewebe ziehen. Vielleicht erhöhen Sie auch die Fettverbrennung am Bauch, weil er besser durchblutet wird. Meine Frau trägt ihn jetzt nach der Schwangerschaft beim Spaziergang mit dem Kinderwagen. Der Bauch wird sichtlich schlanker. Wenn sie ihn auszieht, läuft das Wasser nur so

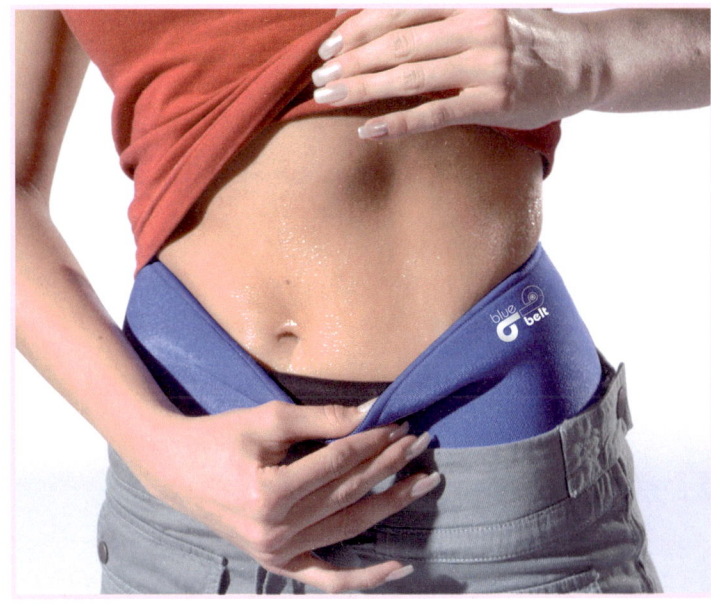

herunter. Das Hautbild verbessert sich, sie wirkt straffer. Auch Aline nutzt den Gürtel zur Vorbereitung auf den Bikiniwettkampf.

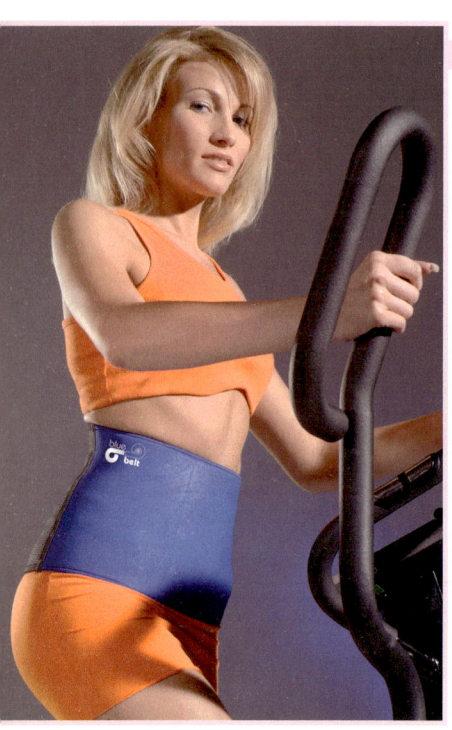

DIE ERNÄHRUNG

Auch wenn Sie nicht schwanger waren oder an einem Wettkampf teilnehmen wollen, so kennen Sie vielleicht folgende Situation: Morgens ist der Bauch flach und abends sieht er viel dicker aus. Das kann kein Fett sein. Es ist Wasser, Gewebswasser. Der Bauchweggürtel hilft Ihnen dabei, dass der Bauch auch abends noch straff ist.

Ninas Kommentar: „Den Gürtel finde ich super, ich trage ihn fast täglich."

Nach ein paar Stunden Tragedauer sieht man tatsächlich einen Unterschied: Der Bauch sieht weniger „aufgeschwemmt" aus, also definierter und somit schlanker. Ich habe ihn auch schon über Nacht getragen und das Resultat am nächsten Morgen hat mir gut gefallen. Wenn ich ihn tagsüber trage, hatte ich ihn auch schon zum Training an. Hier stört er kein bisschen, dafür schwitzt man deutlich mehr im Bereich der Bauchpartie. Laut Physiotherapeuten ist der Gürtel auch nicht von Nachteil für z. B. die Wirbelsäule, da er keine Korsettfunktion hat, sodass auch bei häufigem Tragen die Muskulatur keinen Schaden davonträgt. Dies kann ich nur bestätigen, da das Material für eine „Stützfunktion" zu locker ist. Der Gürtel ist bequem, engt nicht ein, und nach ein paar Minuten spürt man ihn praktisch gar nicht mehr.

Sie können ihn im Shop auf der Figurmacher-Website www.figurmacher.de bestellen.

Die Schlankhose

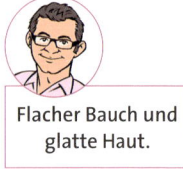

Flacher Bauch und glatte Haut.

Nach dem ähnlichen Prinzip funktioniert die dazugehörige Schlankhose. Nur durch das Tragen wird das Bein jedoch nicht schlank. Training und Ernährung gehören immer dazu. Die Blue Belt® Schlankhose (Pants) verbessert das Hautbild enorm. Sie brauchen nur ein wenig Geduld. Die Hose können Sie z. B. beim Spazierengehen oder bei der Hausarbeit tragen, selbstverständlich auch beim Training.

Zitat Aline zum Gürtel und zur Hose: „Zur Unterstützung der Figurerfolge durch eine Diät gibt es diverse Hilfsmittel. Vieles davon ist Humbug und funktioniert nur, wenn man auch

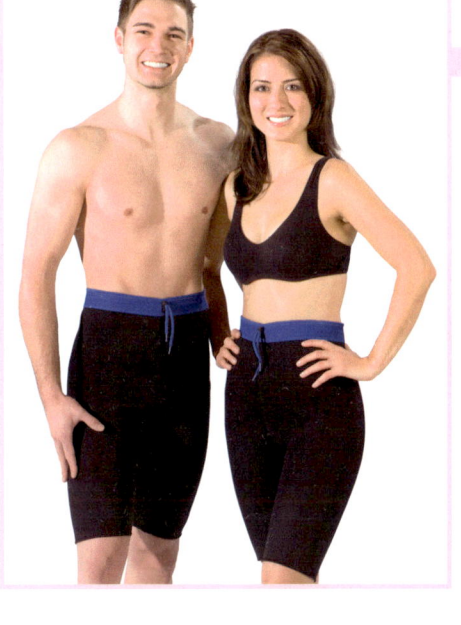

kräftig daran glaubt. Die Produkte von Blue Belt® haben einen wirklich unterstützenden Effekt, sodass sich der Einsatz lohnt. Allerdings muss von Anfang an klar sein, dass es sich dabei lediglich um einen Zusatz handelt, der für den nötigen Feinschliff sorgt. Es ist kein Wundermittel, das Ihnen erlaubt, auf dem Sofa sitzend bei Keksen und Kuchen abzunehmen. Auch wenn das in der Werbung und den Medien immer wieder versprochen wird – ein solches Gerät gibt es nicht, sonst wären wir wohl alle rank und schlank."

Nun aber zur genauen Beschreibung. Zunächst die Hose: Es ist eine kurze Hose, die über den Knien endet und relativ hoch, bis circa zum Bauchnabel reicht. Nachdem man sie anprobiert hat, kommt man sich zunächst erst einmal vor wie in einem Neoprenanzug und fragt sich, wo das nächste Surfbrett ist. Da die Hose relativ dick und das Gefühl anfangs relativ „beklemmend" ist, eignet sie sich nicht, um sie im Alltag einfach „drunter" zu tragen. Man hat meiner Meinung nach genau zwei Möglichkeiten: Erstens, man trägt sie nachts, und zweitens, man trägt sie zur Cardio-Einheit.

Für mich eignet sich Methode eins nicht. Mir wird es viel zu schnell zu heiß in der Hose und ich habe dann ernsthafte Schwierigkeiten mit dem Einschlafen. Methode zwei allerdings funktioniert wunderbar. Besonders gern trage ich die Hose zur morgendlichen Joggingrunde im Park. Sie hat einen wärmenden Effekt, stört beim Laufen überhaupt nicht, und das Ergebnis ist wirklich sehr gut. Zunächst einmal bemerkt man, dass man mehr schwitzt. Aber durch die Kompression der Hose wird auch die Durchblutung angeregt. Nach dem Laufen sieht die Haut aus wie nach einem entspannenden Saunatag: rosig und glatt. Zudem wirkt auch das Bein schlanker. Ich habe keine Cellulitis, aber ich könnte mir gut vorstellen, dass diese Hose auch dagegen gut hilft. Als Extratipp würde ich dann die Beine vorher mit Cellulitis-Creme einschmieren, da die Haut diese sicherlich besser aufnehmen kann, solange man die Hose trägt.

Beim Gürtel ist die Lage ähnlich: Auch er hat durch seine Beschaffenheit einen starken Kompressionseffekt. Er ähnelt einem Nierengurt fürs Motorradfahren und ist sehr angenehm zu tragen. Ihn trage ich sehr gern tagsüber unter einem etwas weiteren Pullover. Das wärmende Gefühl um die Nieren finde ich sehr angenehm und es beugt in der kalten Jahreszeit eventuell auch der einen oder anderen Erkältung vor.

Durch die Kompression und die vermehrte Durchblutung sowie den angeregten Stoffwechsel bleibt das Gewebe rund um Bauch und Hüfte besonders aktiv. Und genau wie bei der Hose verliert man tatsächlich lästige Fettpölsterchen, die am Ende einer Diät besonders hartnäckig sind. Ich habe in den ersten zwei Wochen mit Diät und dem täglichen Tragen des Blue Belt® Gürtels 4 cm Bauchumfang verloren und ich war vorher nicht einmal übergewichtig.

Probieren Sie es aus!

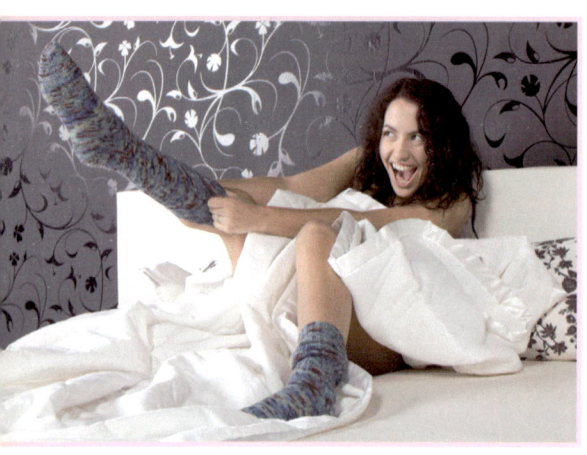

Osmose macht schlank!

Omas Salzsocke – Macht einen schlanken Fuß und ein schlankes Bein

Sie sind eingeladen zu einer Feier, doch irgendwie drücken die Schuhe. Die Fesseln und Füße sind angeschwollen? Nehmen Sie Omas Salzsocke zu Hilfe.

So wird der Fuß schnell schlank: Verrühren Sie 100 g Salz in 0,5 l Wasser. Tauchen Sie zwei Baumwollsocken ein. Wringen Sie die Socken aus. Ziehen Sie sie an und ziehen Sie noch ein paar Wollsocken darüber. Ab ins Bett und schön zudecken. Die Füße fühlen sich vielleicht etwas schrumpelig an, werden aber am nächsten Morgen schön schlank sein.

Was ist der Hintergrund? Es ist die sogenannte Osmose. Auf Deutsch: Wasser wandert immer zur höheren Konzentration. Die Salzsocke hat eine höhere Konzentration an Salz als der Körper. Das Wasser aus dem Fuß verlässt die Haut und wandert zur höheren Konzentration – nach draußen. Wie beim Salat: Sobald das Dressing über den Salat kommt, wandert das Wasser aus dem Salatblatt ins Dressing und der Salat wird welk. Keine Angst, „welk" wird der Fuß durch die Salzsocke nicht.

Was bringt das für die Figur? Das Salzsockenprinzip funktioniert auch für den ganzen Körper. Überschüssiges Gewebswasser wird überall gespeichert, vor allem aber in den Beinen. Lassen Sie es herauslaufen!

So geht's: Essen Sie drei Tage fast keine Kohlenhydrate. Das bedeutet, Sie essen Fleisch, Fisch, Eier, Käse, Nüsse und alle Sorten von Gemüse (außer Mais und Bohnen). Trinken Sie mindestens vier Liter pro Tag. Es empfiehlt sich, Hafertee zu trinken. Salzen Sie Ihre Speisen stark. Dann essen Sie zwei Tage nur Reis, Rosinen, alle Sorten von Früchten, aber keine tierischen Lebensmittel und trinken weiterhin Hafertee. Aber nur noch 1,5 l am Tag. Gehen Sie Freitagabend baden. Baden Sie so heiß, wie es Ihr Kreislauf verträgt. Lösen Sie 100 g Natron oder Bullrichsalz in der Wanne auf. Baden Sie ca. 30 Minuten. Nicht abduschen, einfach in den Bademantel und ins Bett. Doch vorher noch 15 g Glutamin einnehmen. Glutamin sorgt dafür, dass das Wasser im Muskel bleibt und damit die Haut strafft. Sie werden sehr fest schlafen können. Am nächsten Morgen fühlen Sie sich nicht nur leichter, Sie sind es auch. Dieses Procedere können Sie alle sechs Wochen wiederholen.

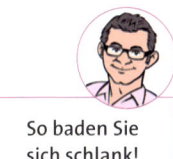

So baden Sie sich schlank!

Das „Ballgefühl" im Fitnessstudio

Im Zusammenhang mit Ballsportarten fällt immer wieder der Begriff „Ballgefühl". Das bedeutet, dass man den Ball gut mit dem Fuß, mit der Hand oder mit dem Schläger zielgerecht platzieren kann. In der Praxis wird kein Fußballspieler einfach nur auf den Ball eindreschen, sondern mit der entsprechenden Kraft und Richtung schießen, damit der Ball im Tor landet bzw. der Spielpartner den Ball ins Tor bringen kann. Leider wird das im Fitnessstudio überhaupt nicht beachtet. Wie oft sehe ich Menschen, die überhaupt nicht darauf achten, welchen Muskel sie trainieren. Das Gewicht wird einfach nur hoch und runter bewegt. Lassen Sie sich von Ihrem Trainer zeigen, wie Sie Ihre Muskeln richtig anspannen und trainieren. Meine Kundinnen müssen zu Hause Posing üben. Nicht, um an einem Wettkampf teilzunehmen, sondern um den Muskel zu spüren. PUT MIND IN THE MUSCLE. Konzentrieren Sie sich auf Ihren Muskel. Lassen Sie Ihren Trainingspartner Ihre trainierten Muskeln anfassen. Spannt sich der Muskel an oder wird nur mechanisch das Gewicht bewegt? Häufig hilft es schon, wenn die Fußstellung oder Handgelenkstellung etwas verändert und das Trainingstempo reduziert wird. Aber Vorsicht! Sie werden Ihre Muskeln spüren, auch noch die nächsten zwei Tage. Dafür werden Sie aber endlich Erfolge erzielen. Lieben Sie Ihre Muskeln.

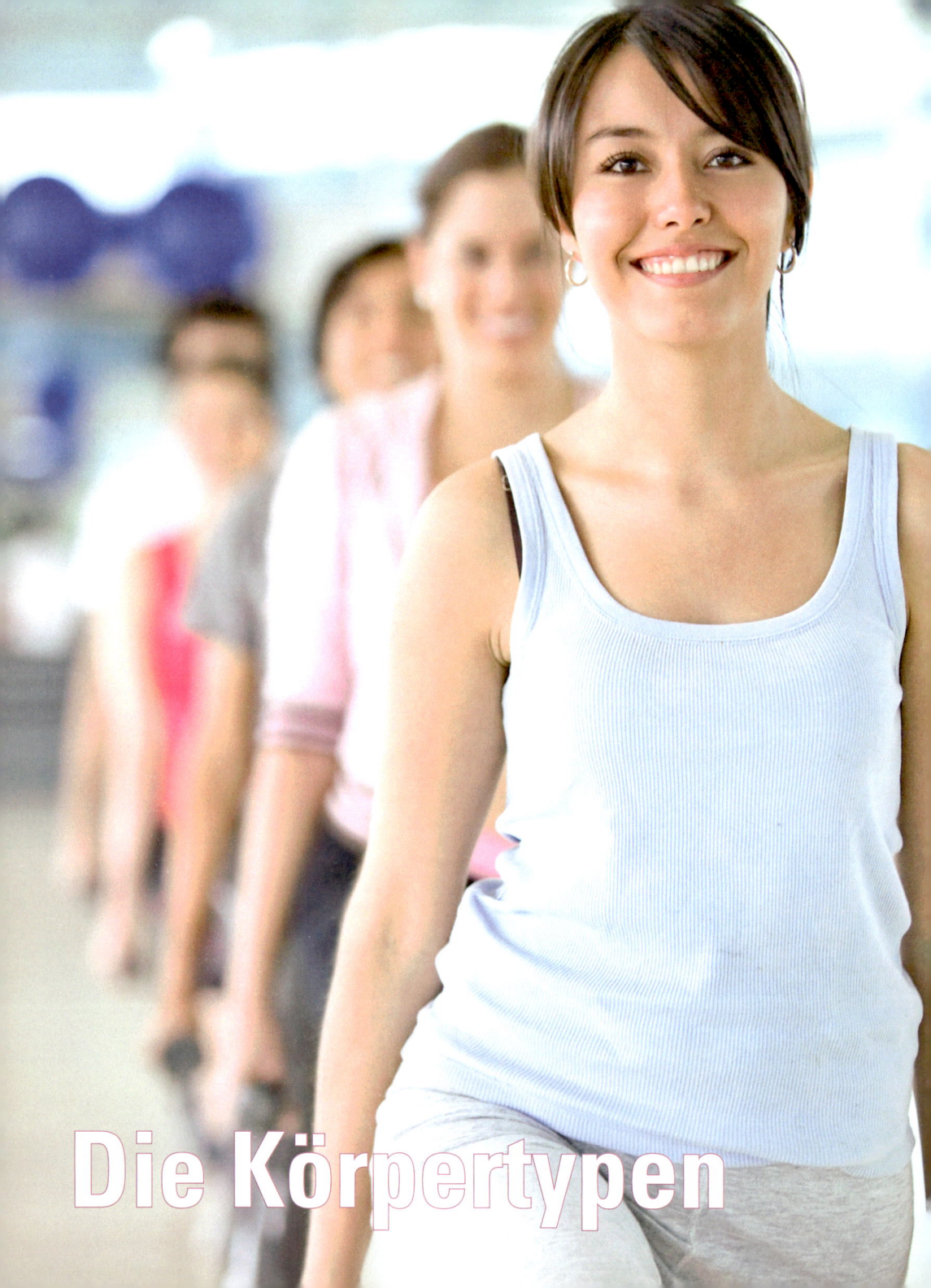

Die Körpertypen

Jede Frau ist besonders: Körpertypgerechtes Training und körpertypgerechte Ernährung

TEIL **3**

Bestimmt ist Ihnen bereits aufgefallen, dass manche Frauen nur am Bauch oder nur am Po zunehmen und andere gleichmäßig am ganzen Körper. Der Körpertyp wird durch Ihre Gene und Ihren Hormonstatus bestimmt. Trainieren und essen Sie deshalb Ihrem Typ entsprechend.

Haben Sie sich eigentlich schon mal gewundert, warum diese super Diät, auf die alle so abfahren und die auch bei Ihrer Freundin ganz toll funktioniert hat, bei Ihnen nicht funktioniert? Warum Sie noch immer die gleichen Problemzonen haben, obwohl Sie sich die letzten vier Wochen wirklich extrem angestrengt haben?

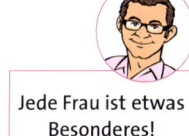

Jede Frau ist etwas Besonderes!

Ich weiß, was Sie jetzt denken: „Ich hab einfach eine schlechte Veranlagung. Meine Mutter ist ja auch pummelig, meine Tante ebenfalls. Ich bin einfach nicht zum dünn sein gemacht. Ich gebe es auf! Das kann es doch wohl nicht sein!" Nein, das kann es wirklich nicht sein. Aber stoppen Sie dieses Programm in Ihrem Kopf. Lassen Sie sich von Ihren Gedanken kein Bein stellen. Zugegeben, natürlich spielt Genetik eine Rolle. Aber ganz ehrlich, 95 Prozent der Fitnessmodels oder Frauen, die Sie wegen ihrer Figur bewundern, haben eben keine bessere Genetik als Sie selbst. Die müssen sich im gleichen Maße anstrengen, wie Sie es tun müssen. Die geben es nur nicht zu, weil sich das im Business eben nicht gut macht. Nur einen kleinen Teil der Bevölkerung, maximal 20 Prozent, kann man als „genetischen Freak" bezeichnen. Menschen, die einen sagenhaften Stoffwechsel haben, die, ohne viel auf ihre Ernährung zu achten, Muskeln aufbauen können und nie viel Körperfett haben. Echte Geschenke Gottes. Aber wissen Sie was? Alles, wirklich alles hat seinen Preis. Und genau diese Genetikwunder haben meistens keinen Biss. Warum nicht? Weil sie es nicht brauchen. Wenn Sie genetisch nicht so gut dran sind, dann müssen Sie eben mehr kämpfen, mehr Ehrgeiz entwickeln, mehr Disziplin an den Tag legen und immer an sich arbeiten. Aber was bitteschön ist denn daran schlecht? Auch das kann ich Ihnen sagen: nichts! Gerade kürzlich habe ich ein Interview mit Arnold Schwarzenegger gelesen. Genau, das ist der Mann, der als Muskelmonster jahrelang geistig unterschätzt wurde und es nicht nur zu sieben Mr.-Olympia-Titeln gebracht hat, sondern auch noch zum Gouverneur von Kalifornien. Wäre er gebürtiger Amerikaner, würde ich behaupten, er würde es auch auf den Präsidentenstuhl schaffen.

Aber davon einmal abgesehen, Arnold Schwarzenegger hat in besagtem Interview unterstrichen, dass er ohne Bodybuilding nicht da wäre, wo er jetzt ist. Und zwar nicht, weil die dadurch erarbeiteten Muskeln ihm die ersten Filmrollen bescherten, sondern weil er behauptet (und ich gebe ihm 100-prozentig recht), dass das harte „An-sich-Arbeiten", um in dem Sport etwas zu erreichen, die Disziplin, sprich die Philosophie, die hinter Bodybuilding steckt, seinen Charakter geformt und gefestigt hat. Er sagt, der Sport habe ihn gelehrt, durchzuhalten und für seine Ziele zu kämpfen und auch mal Rückschläge oder Plateaus zu verkraften.

Also – lange Rede, kurzer Sinn: Ärgern Sie sich nicht, dass Ihnen die Top-Figur nicht in den Schoß fällt. Nehmen Sie die Herausforderung an und lassen Sie uns gemeinsam sehen, wie weit wir kommen. Sie werden von sich selbst überrascht sein. Sie werden an Selbstvertrauen gewinnen und ein völlig neues Bild von sich bekommen. Aber Sie müssen eines zulassen: Das alte Programm in Ihrem Kopf muss verschwinden, egal wie oft Sie es sich eingeredet haben oder es eingeredet bekommen haben. Vergessen Sie es. Wir schreiben die Geschichte neu.

Der „Hungerhaken-Look" gehört schon längst nicht mehr zum Schönheitsideal. Jede Frau kann mit einem körpertypgerechten Training und einer körpertypgerechten Ernährung endlich so feminin aussehen, wie sie es sich wünscht.

Also Folgendes: Schauen Sie sich bitte die folgenden Grafiken an. Das sind die von mir entwickelten Körpertypen. Es sind drei an der Zahl, aber zugegebenermaßen muss man sagen, dass es auch Mischformen gibt beziehungsweise Mischformen sogar am häufigsten vertreten sind. Das macht aber nichts, lassen Sie sich nicht verwirren. Wir fangen langsam an. Überlegen Sie mal: Wenn Sie zunehmen, wo passiert das als Erstes?

Am Bauch? Ausschließlich am Bauch? Dann, so würde ich sagen, zählen Sie zum sportlichen Körpertyp, auch wenn Sie sich das grade nicht vorstellen können. Nehmen Sie das bitte erst einmal so hin.

Nehmen Sie zuerst am Po zu? Dann würde ich Sie dem ausgeprägten Körpertyp zuordnen.

Und wenn Sie dazu neigen, überall gleichmäßig zuzunehmen und „Winke-Winke-Speck-Arme" zu bekommen, dann gehören Sie von der Tendenz her zum ausgewogenen Körpertyp.

Merken Sie sich Ihren Körpertyp als Grundtyp, es kommen sicher noch einige Aspekte hinzu, aber diese Grundtendenz ist wichtig für unser späteres Ernährungs- und Sportprogramm. Nun aber erst mal die Körpertypen in Reinkultur.

Der sportliche Körpertyp

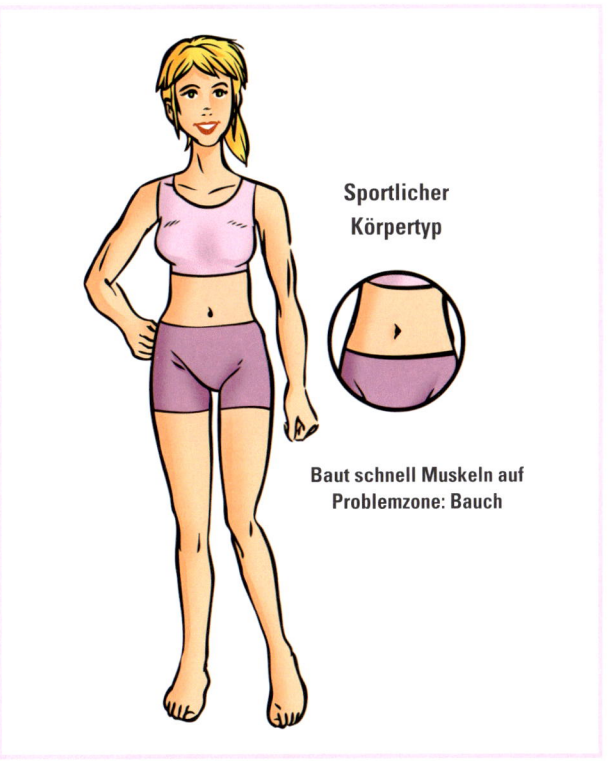

Sportlicher
Körpertyp

Baut schnell Muskeln auf
Problemzone: Bauch

- Besitzt eine sportliche Figur
- Schlanke Beine und Po
- Neigt zum Fettansatz am Bauch
- Baut schnell Muskulatur auf
- Erhöhte Insulinausschüttung bei Kohlenhydratverzehr
- Kohlenhydratarme und sehr eiweißreiche Ernährung ist am besten

Das Gesicht ist meist sehr markant ausgeprägt, Hände und Finger sind eher kräftig. Dieser Typ Frau schwemmt von viel Eiweiß nicht auf. Tierisches Eiweiß wird sehr gut vertragen. Wenn es zur Gewichtzunahme kommt, dann eher am Bauch und an der Hüfte. Po und Beine bleiben meistens schlank.

Training:
Frauen des sportlichen Figurtyps reagieren sehr gut auf Krafttraining, vor allem im Schulterbereich. Das Training kann kurz und knackig sein. Es bieten sich folgende Trainingsprogramme an:
Wenige Intensivsätze im Wechsel mit Volumentraining (auch Pyramidentraining genannt)
Fußstellung beim Beintraining sollte eng gewählt werden
Betonung des Beintrainings auf die Schenkel-Außenseiten und das Gesäß
Aerobes Training auf dem Laufband mit 15 % Steigung zur Anhebung des Pos

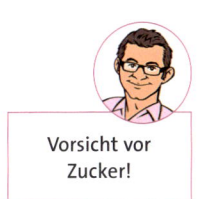

Vorsicht vor
Zucker!

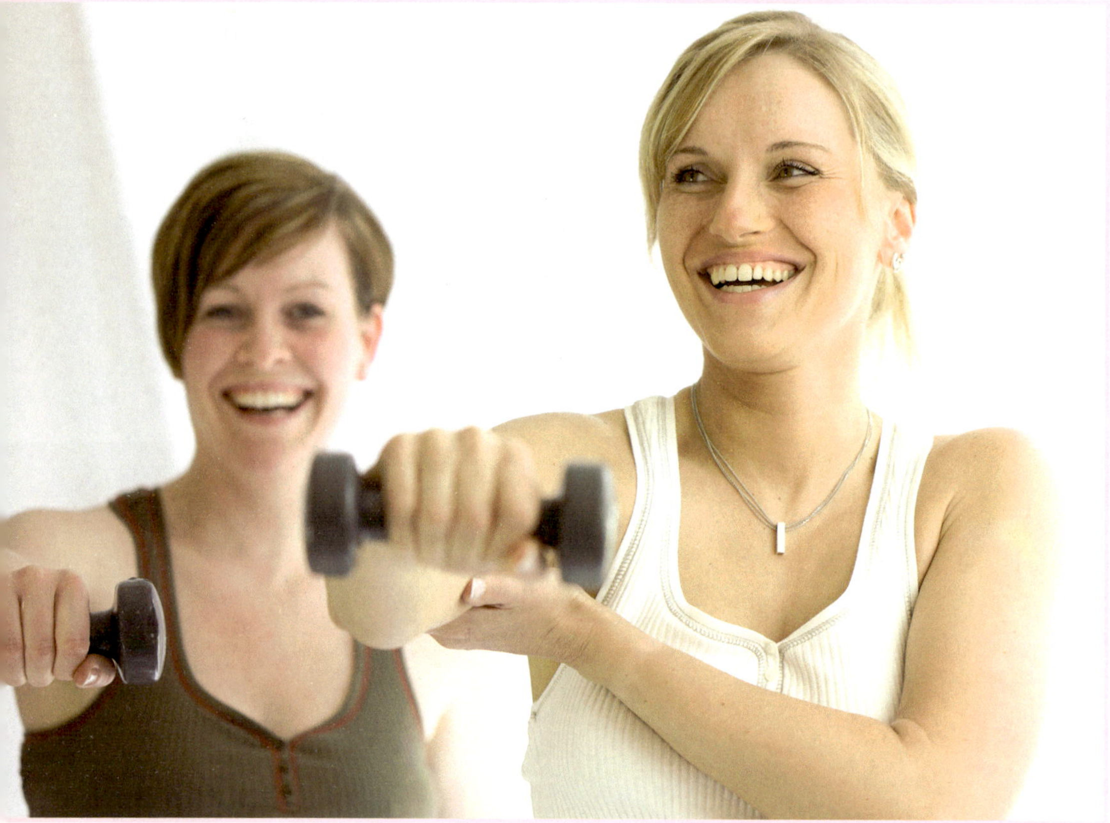

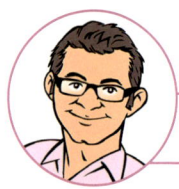

Mein Tipp: Polifting-Training

Straffungshelfer:
Morgens: *25 g Whey-Protein*
30 Min. vor dem Training: *3–5 g Arginin (Arginin-Kombiprodukt), 5 g Glutamin*
Während des Trainings: *Aminosäurendrink ohne Kohlenhydrate*
Nach dem Training: *25 g Whey-Protein, 5 g Glutamin*
Abends: *25 g Mehrkomponenteneiweiß*

Der ausgeprägte Körpertyp

- Schmale Schultern und Handgelenke
- Schlanke Taille
- Neigt zum Fettansatz an Beinen und Gesäß
- Zierliche Gestalt am Oberkörper
- Niedrige Insulinausschüttung bei Kohlenhydratverzehr
- Optimale Ernährung: kohlenhydratgetimt, fettarm und moderate Mengen Eiweiß

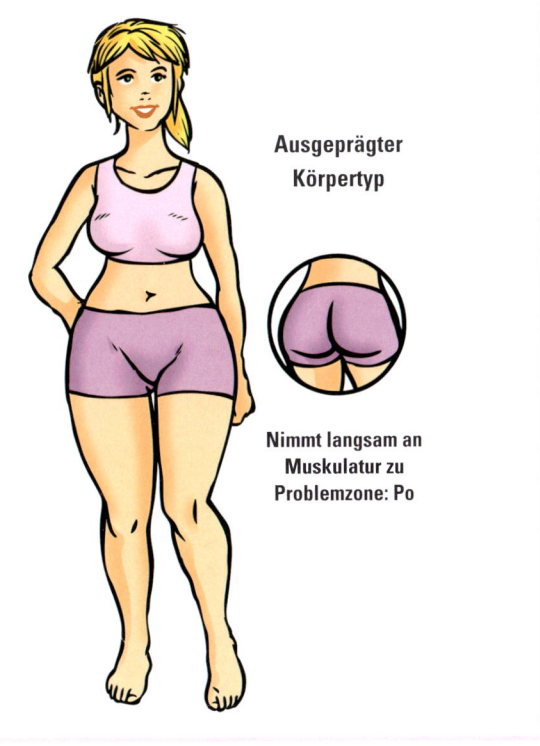

Ausgeprägter Körpertyp

Nimmt langsam an Muskulatur zu Problemzone: Po

Zu diesem Körpertyp werden wahrscheinlich die meisten Frauen gehören. Diese Damen nehmen als Erstes am Po und am Bein zu, der Bauch bleibt vorerst flach.

Training:

SFT = Spezialfettkillertraining

Der Körper wird im 3er-Split trainiert

Hoher Nachbrenneffekt forciert den Fettabbau

Es werden in der Regel drei Übungen pro Muskelgruppe ausgeführt

Alle Übungen werden mit einer kurzen Pause nacheinander ausgeführt

Die erste Übung wird mit 6 Wiederholungen, die zweite mit 12 und die dritte mit 25 ausgeführt

Nach einem Zyklus zwei Minuten pausieren

Drei Zyklen pro Muskelgruppe

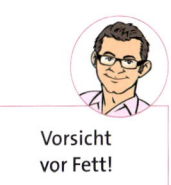

Vorsicht vor Fett!

Nur wenn die Damen des ausgeprägten Körpertyps kurze Pausen machen und ein hohes Trainingsvolumen absolvieren, werden sie ihren Körper straffen. Dazu kommt noch ein umfangreiches Fettverbrennungsprogramm. Sorry, meine Damen: Ich habe kein Programm wie „Schlemm dich schlank" oder „Ganz entspannt zur Traumfigur". Diese Bücher gibt es. Glauben Sie wirklich, man kann alles essen, nicht intensiv trainieren und dabei abnehmen? Vor dem Erfolg kommt das TUN, nicht das Ausruhen.

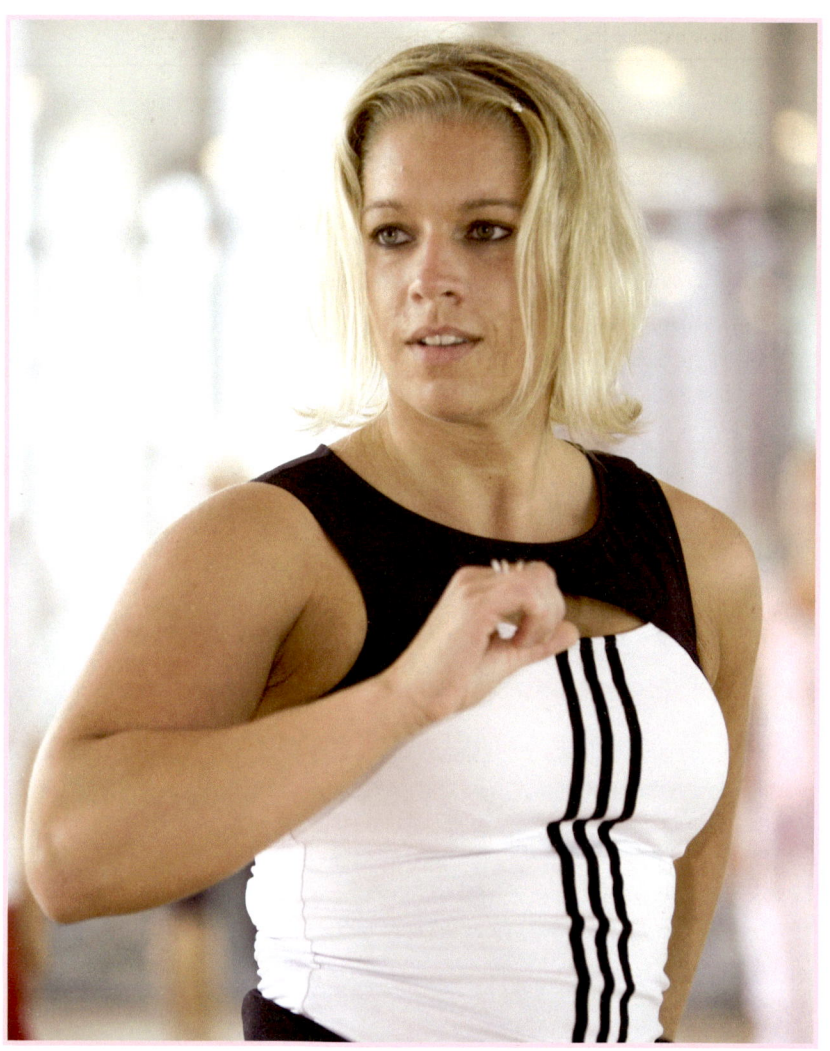

Straffungshelfer:
Morgens: *25 g Whey-Protein*
30 Min. vor dem Training: *3–4 Tabletten BCAA, Guarana, L-Carnitin*
Während des Trainings: *Aminosäurendrink ohne Kohlenhydrate*
Nach dem Training: *3–4 Tabletten BCAA, 1 Stück Obst*
Abends: *25 g Mehrkomponentenprotein*

Der ausgewogene Körpertyp

- Die Körpergestalt ist kräftig mit gerader Struktur
- Wenig Taille sichtbar
- Starker Knochenbau
- Gleichmäßige Körperfettverteilung über den ganzen Körper
- Sparsamer Stoffwechsel
- Erhöhte Insulinausschüttung bei Kohlenhydratverzehr
- Ernährung: Wenige Kohlenhydrate, moderat Fett und viel Eiweiß

In regelmäßigen Abständen reine Eiweißtage durchführen zur Beschleunigung des Fettstoffwechsels.

Training:
Ganzkörpertraining
Ausdauer und Kraft werden gleichermaßen gesteigert
Erhöhte Fettverbrennung
Hohe Intensität
Kurze Trainingseinheiten
Zwei bis drei Trainingseinheiten pro Woche

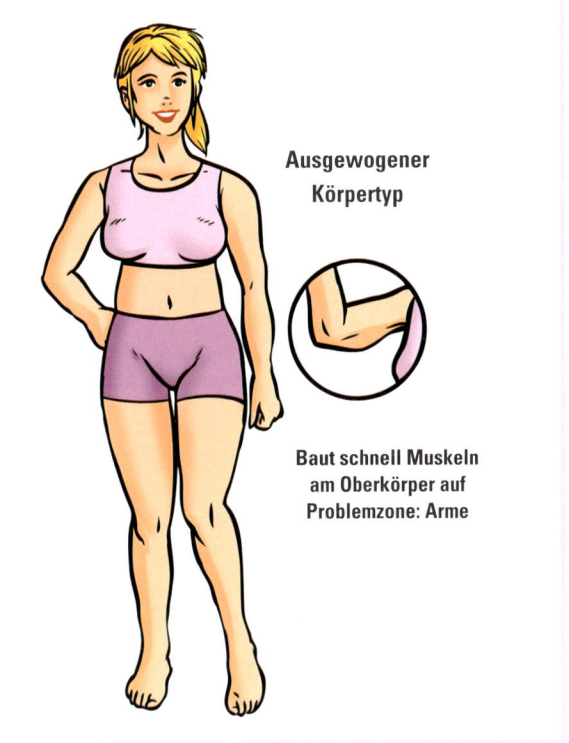

Ausgewogener Körpertyp

Baut schnell Muskeln am Oberkörper auf Problemzone: Arme

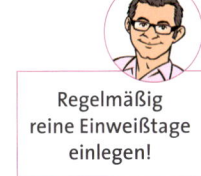

Regelmäßig reine Einweißtage einlegen!

Straffungshelfer:

Morgens: *25 g Whey-Protein*
30 Min. vor dem Training: *Eine Portion L-Carnitin*
Während des Trainings: *Aminosäurenkonzentrat + einen Esslöffel Carbo Energy (Maltodextrin = Kohlenhydrat)*
Nach dem Training: *25 g Whey-Protein*
Abends: *25 g Mehrkomponentenprotein*

Hormone bestimmen die Lage der Fettpolster

Zwei Freundinnen unterhalten sich: „Du kannst die enge Jeans tragen, denn du nimmst am Po ja nie zu." „Dafür ist mein Bauch aber immer schwabbelig …", sagt die andere.

Der Grund, warum eine Frau eher am Po oder am Bauch zunimmt, liegt in der Genetik und am persönlichen Hormonprofil.

Die folgende Übersicht zeigt die Grundlagen und Lösungen auf.

„Problemzone"	Hormonüberschuss an	Gegenmaßnahmen
Po und Beine (ausgeprägter Körpertyp)	Östrogen	SFT, moderate Kohlenhydrate und Eiweiß, wenig Fett. Beste Nahrungsergänzung: Zink, mindestens 50 mg Zinkchelat am Tag
Seitlicher Bauch (sportlicher Körpertyp)	Testosteron	Intensitätstraining, sehr wenig Kohlenhydrate, viel tierisches Eiweiß, moderat Fett. Beste Nahrungsergänzung: Omega-3-Öl, ca. 6 g am Tag
Gleichmäßige Fettverteilung, vor allem Winke-Winke-Arme (ausgewogener Körpertyp)	Gestagen	Ganzkörpertraining, moderater Kohlenhydrat- und Eiweißanteil, gute Fettsäuren, regelmäßige Eiweißtage (1–2 Mal die Woche). Beste Nahrungsergänzungen: L-Carnitin, Thermoburner und BCAA
Fett am Bauchnabel (jeder Körpertyp mit zu viel Stress)	Cortisol	Laktatsäuretraining, acht Stunden Schlaf, Anti-Stress-Training, Anti-Cortisol-Diät. Beste Nahrungsergänzungen: Kalzium, BCAA, Vitamin C und Phosphatidylserin

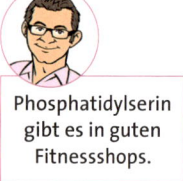

Phosphatidylserin gibt es in guten Fitnessshops.

In den folgenden Kapiteln erfahren Sie, wie Sie trainieren und essen sollten, um das Beste aus Ihrem Körper herauszuholen.

So funktioniert es

Entscheiden Sie, zu welchem Körpertyp Sie gehören, und trainieren Sie nach dem vorgeschlagenen Plan. Wenn Sie sich eine Zeitlang nicht nach dem Plan richten konnten und an Körpergewicht zugenommen haben, sollten Sie den Notfalltrainingsplan (= Das Superfettverbrennungsprogramm) befolgen und wieder zu Ihrer körpertypgerechten Ernährung zurückkommen. Ich wünsche Ihnen viel Erfolg.

Die Biosignatur-Modulation – Wenn Sie es ganz genau wissen wollen

Die Biosignatur gibt Auskunft über Ihren Körpertyp und Hormonstatus

Die Biosignatur-Modulation ist ein System, das von dem Krafttrainer Charles Poliquin entwickelt wurde, der über 20 Jahre lang Blutbilder und hormonelle Profile seiner Kunden mit den Messwerten diverser Körperfalten verglichen hat. Dabei fiel ihm auf, dass eine Zunahme an Körperfett an gewissen Stellen immer mit einem außer Kontrolle geratenen Hormonspiegel einherging. Die Vanderbilt Universität hat mehrere Studien zu diesem Thema gemacht und die Korrelation zwischen Körperfett und hormonellen Problemen bestätigt.

Poliquin gibt an, dass ein ausgebildeter Biosignatur-Spezialist nur zwölf spezifische Hautfalten messen muss, um die hormonellen Probleme einer Person bestimmen zu können und wie sie diese durch Training, Ernährung und eine sehr spezielle Supplementierung korrigieren kann.

Messungen finden in regelmäßigen Abständen in verschiedenen Städten Deutschlands statt. Schreiben Sie mir einfach eine E-Mail und geben Sie Ihren Wohnort an. Wir werden dann den nächstgelegenen Ort und Termin für Sie heraussuchen. info@knackig-statt-klapprig.de

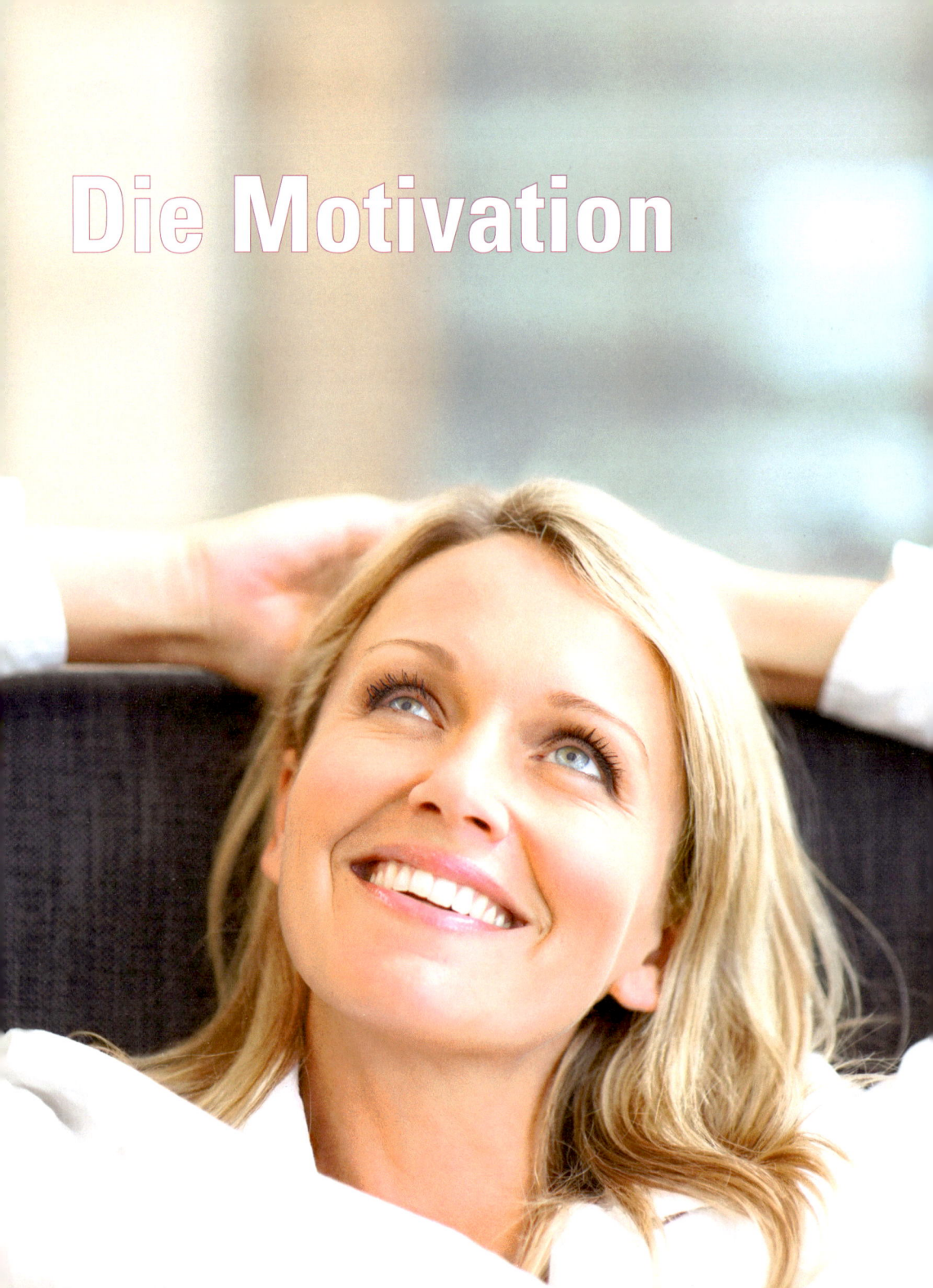

Die **Motivation**

TEIL 4

> Unter Motivation versteht man die Bereitschaft, in einer konkreten Situation eine bestimmte Handlung mit einer bestimmten Intensität und Dauerhaftigkeit auszuüben. Man unterscheidet extrinsische und intrinsische Motivation. Intrinsisch Motivierte handeln aus Interesse und Freude. Sie werden von innen heraus angetrieben. Andere intrinsische Motive sind z. B. der Drang, etwas zu vollenden, sowie Neugier, Spaß und Wissensdrang. Extrinsische Motive wirken von außen ein. Sie können materieller (Lob, Titel, Preisgeld) oder sozialer Natur (Wettbewerb, Gruppengefühl) sein.

Wer also dieses Buch liest, der ist in jedem Fall schon einmal intrinsisch motiviert, Glückwunsch! Für die Damen des Knackig-statt-Klapprig-Clubs wäre ein extrinsisches Motiv z. B. der Miss-Germany-Titel in der Bikini- oder Figurklasse. Mich persönlich motiviert auch eine ausgiebige Shoppingtour, auf der mir alles passt, was mir gefällt und im Spiegel einfach umwerfend aussieht ...

Wer regelmäßig trainiert, sich gesund ernährt und sich im Restaurant oder bei Festivitäten in Disziplin übt, der wird früher oder später mit Fitnessgegnern und Fitnessmuffeln konfrontiert werden. Das sind Menschen, die in der Regel keinen oder sehr wenig Sport treiben und deren Ziel es zu sein scheint, trainingsbegeisterte Mitmenschen von ihrem Weg abbringen zu wollen. Ein Beispiel: Im Restaurant bestelle ich mir einen Salat mit Essig-Öl- statt Crème-fraîche-Dressing oder ein Putensteak ohne Soße und Pommes, dafür mit Gemüse. Der Ablauf ist fast immer der gleiche. „Bist du auf Diääät?!?!", fragen besorgte Bekannte und Verwandte dann umgehend. Verzichtet man auf ein üppiges Dessert, kommt der nächste Einwurf: „Also, du gönnst dir auch gar nichts!" Und jedes Mal saß ich früher peinlich berührt auf meinem Stuhl, während die Bedienung noch immer ihren Stift in der Hand hielt und mich ansah, als wolle sie sagen: „Da haben die Herrschaften absolut recht. Soll ich Ihnen ein Eis bringen? Mit Sahne?" – Und ja, früher sagte ich dann des Öfteren kleinlaut: „Also dann bitte ein Eis – aber ohne Sahne ..."

Heute ist das anders. Heute habe ich ein Ziel vor Augen, und dieses Ziel verfolge ich genau so, wie ich es für richtig halte. Wer heute versucht, mich von meinem Weg abzubringen, meldet sich im Normalfall anschließend selbst im Fitnessstudio an, topmotiviert und ein wenig beschämt über seine einstige Denkweise. Dennoch gibt es auch bei mir Momente, in denen ich meinen inneren Schweinehund überwinden muss. Woher ich meine Motivation nehme? – Vom Leben selbst!

Schritt 1: Erkenne Dich selbst! – Körpertypen

Darf ich vorstellen? Nina Smith, Mischtyp: ausgeprägt weiblich und sportlich. Übersetzt heißt das: Ich baue sehr schnell Muskulatur auf, gehöre aber dennoch zu den Frauen, die leicht zunehmen, wenn sie nicht darauf achten, was sie essen. Das war bereits als Kind so. Ich war überdurchschnittlich unsportlich, hatte als Teenager keine Modelmaße und musste mir mit 20 Jahren eingestehen, dass ich diese ohne Training wohl auch nicht mehr bekommen würde. Also meldete ich mich im Fitnessstudio an, änderte meine Lebensweise und begriff langsam, wovon Menschen sprechen, die Sport tatsächlich glücklich macht. Die Verwandlung hatte begonnen: vom Fitnessmuffel zu „NinchenMaschinchen". Trotz allem: So gern ich es auch manchmal noch täte, ich kann keine fünf Tafeln Schokolade essen, ohne dabei zuzunehmen, schon gar nicht jeden Tag. Meine Schwägerin, die kann das (tut sie natürlich nicht!). Das ist ein Umstand, den ich nicht ändern kann. Und diese Einsicht, die Akzeptanz und das Bewusstsein bezüglich meines Körpertyps, macht das Leben gleich viel angenehmer. Ein Mal pro Woche lege ich einen „Schlemmertag" ein, ansonsten ist Disziplin angesagt. Nie hätte ich gedacht, dass Schlemmen so lecker sein kann, wenn man sich so richtig darauf freut.

Schritt 2: Der Triumph ist Dein! – Erfolgserlebnisse

2008: Als ich schwanger war, war meine Laune im neunten Monat am Nullpunkt angekommen. Im Spiegel war nichts weiter zu sehen als eine Riesenkugel, und irgendwo unter Wassereinlagerungen und aufgeschwemmten Gesichtszügen versteckte sich die Frau, die ich einmal war. Nach der Geburt meiner Tochter gab es also zwei Möglichkeiten: sich entweder mit der Situation, meinem „Pummel-Ich", abzufinden oder aber den Pfunden den Kampf anzusagen. Ich entschied mich für Letzteres. Sechs Monate später kaufte ich mir zum ersten Mal in meinem Leben eine Jeans in Größe 36, die ohne Speckröllchen mit meinem Waschbrettbauch abschloss. An diesen Moment, an diesen Triumph denke ich immer wieder zurück, wenn man mich für meine Disziplin und meine Lebensweise belächelt ... Ein sicherlich unbedeutender Schritt für die Menschheit – für mich einer der schönsten Erfolge, auf die ich bis heute stolz bin!

Zwei Jahre später: Ich trainiere nun seit vier Wochen nach Andys Vorgaben und habe meine Ernährung weiter optimiert. Gestern Abend stand ich mit offenem Mund vor dem

Spiegel und traute meinen Augen nicht: Was auch immer in den letzten zwei bis drei Tagen passiert ist, ich finde es großartig!!! Alles ist noch straffer und definierter geworden. Und ich noch einmal ein ganzes Stück glücklicher!

Momente wie diesen kann Ihnen niemand nehmen. Für Momente wie diesen lohnt es sich, Nein zu sagen zu Unmengen von Kohlenhydraten und Ja zu mehr Eiweiß. Als Belohnung habe ich ein Fotoshooting vereinbart – wenig Stoff, viel Haut und garantiert eine Bestätigung dafür, dass ich genau diesen Weg weitergehen werde. Auf straffen, durchtrainierten Beinen!

Übrigens: Meine Fotos sind super geworden. „Bin das wirklich ich?", muss ich mich manchmal fragen. – Nun, ich muss es wohl sein. Und wenn Fotos wie diese das Resultat von Training und Disziplin sind, mache ich umso lieber weiter damit.

Schritt 3: Gestorben wird später – Such Dir echte Vorbilder! – Länger leben dank Muckis!

Als mein Bruder 17 Jahre jung war, bekam er kurz vor Weihnachten die Diagnose „Lymphdrüsenkrebs, Überlebenschance 15 Prozent". Mein Bruder hat immer Sport gemacht, war immer topfit. Keiner hat verstanden, warum solch ein junger, gesunder Mensch todkrank wird. „Ha, da haben wir es", werden jetzt manche Fitnessgegner sagen, „der hat Sport gemacht und trotzdem ist er krank geworden!" – Stimmt.

Vier Monate später, nach Chemotherapie auf höchster Stufe, konnte mein Bruder früher als geplant entlassen werden. Die Behandlung war beendet. Heute, zehn Jahre später, gilt er offiziell als geheilt. Was die Ärzte meinem Bruder damals sagten, werde ich sicher nie vergessen: „Hör niemals auf, Sport zu treiben. Deine Fitness, deine trainierte Muskulatur waren ein entscheidender Faktor für den Sieg gegen die Krankheit. Wäre dein Körper nicht so stark gewesen, wärst du heute wohl nicht mehr hier." Das heißt also: Die Fitness meines Bruders, seine „physische Kondition", war einer der Faktoren, weshalb lächerliche 15 Prozent Überlebenschance gesiegt haben über die 85-prozentige Wahrscheinlichkeit, dass mein Bruder sterben würde ... So etwas prägt einen. Diese Erfahrung (so gern ich auch auf sie verzichtet hätte) treibt mich an, wenn ich meine, mich nicht zum Training überwinden zu können. Wer erlebt hat, wie ein trainierter Körper über Leben oder Tod mitentscheidet, der duldet keine Ausreden. Gestorben wird später – vorausgesetzt, man ist fit genug.

Es gibt noch jemanden, der mir als Vorbild dient: mein Opa, 90 Jahre alt, Tennisspieler. Auch er wurde oft belächelt wegen seiner konsequenten Lebensweise. Jeden Morgen eine halbe Stunde Gymnastik, ausgewogene Ernährung, wenig Alkohol, seit Jahrzehnten ein kleines Stück Bitterschokolade pro Tag. Heute, mit 90 Jahren, ist er noch immer topfit – körperlich und geistig. Belächelt wird er längst nicht mehr. Aber bewundert. Von mir und all denen, die rund 30 Jahre jünger und am Ende eines Matches nicht weniger erschöpft sind als er. Ich persönlich nehme es gern in Kauf, für meine disziplinierte Lebensweise belächelt zu werden. Diejenigen, die heute lächeln, überrunde ich hoffentlich eines Tages beim Joggen und lächle zurück, während sie den Rollator vor sich herschieben.

Eines habe ich aufgegeben: mich an Hollywood-Schönheiten zu orientieren. Heidi Klum, Jennifer Lopez und wie sie alle heißen. Ja, ich gebe es zu, auch ich habe schon des Öfteren vergeblich darauf gewartet, dass einer dieser Superstars nach der Schwangerschaft endlich aus der Form gerät oder wenigstens Schwangerschaftsstreifen bekommt – das wäre nämlich menschlich gewesen.

Stattdessen grinsen sie weiterhin jeden Tag von der Mattscheibe und von Hochglanzmagazinen in meine Welt der Normalsterblichen. Sprechen wir doch einfach aus, was wir insgeheim alle wissen: Hätte ich meine Schwangerschaft in Wellness-Resorts in der Karibik verbracht, wäre mein Kind ein paar Wochen, bevor hässliche Risse am Bauch entstehen, per Kaiserschnitt geholt worden (Ja, das ist Fakt: Prominente Frauen entbinden in der Regel vier bis sechs Wochen vor dem Geburtstermin per Kaiserschnitt, damit keine Schwangerschaftsstreifen entstehen, das soll aber niemand wissen ...) und hätte ich anschließend eine Vollzeit-Nanny und drei Personal Trainer für jede Pobacke gehabt, hätte ich auch entspannt in die Welt grinsen können. Also, aufwachen! Es gibt eine Scheinwelt und es gibt die reale, unsere Welt. Und in dieser Welt können wir stolz sein auf Größe 36 mit Waschbrettbauch – trotz Schwangerschaftsstreifen!

Ob euer Vorbild mit euch verwandt, verschwägert oder doch prominent ist, spielt im Prinzip keine Rolle. Es ist wichtig, jemanden zu haben, der euch inspiriert und dessen Geschichte ihr vielleicht genau dann zum Besten geben könnt, wenn die Fitnessmuffel wieder einmal meinen, alles besser zu wissen.

Schritt 4: Allein kämpft es sich schwer – Such Dir Mitstreiter! – Vorteil Fitnessstudio

Ich erinnere mich daran, wie ich zum ersten Mal ein Fitnessstudio betrat. Ich fühlte mich fremd, hatte das Gefühl, als ob jeder mich anstarren würde, und spätestens, als ich nach fünf Minuten auf dem Stepper keuchend und mit hochrotem Kopf den Trainer anhechelte, wollte ich eigentlich nur noch zurück nach Hause. Nichtsdestotrotz, ich biss mich durch die erste Trainingseinheit und startete hoch motiviert in mein neues, sportliches Leben. Vielleicht hätte ich nach wenigen Wochen auch zu den Menschen gehört, die trotz großer anfänglicher Motivation das Handtuch werfen statt sich damit den Schweiß von der Stirn zu wischen, hätte ich nicht einen netten jungen Herrn kennengelernt, der mich fortan unter seine Fittiche nahm. Von nun an gab es keine Ausreden mehr und schon gar kein Aufgeben. Folgende Lektion lernte ich äußerst schnell: Man selbst bringt sich nur selten an seine Grenzen. Die eigenen Grenzen zu überschreiten, erfordert oftmals den Ansporn anderer.

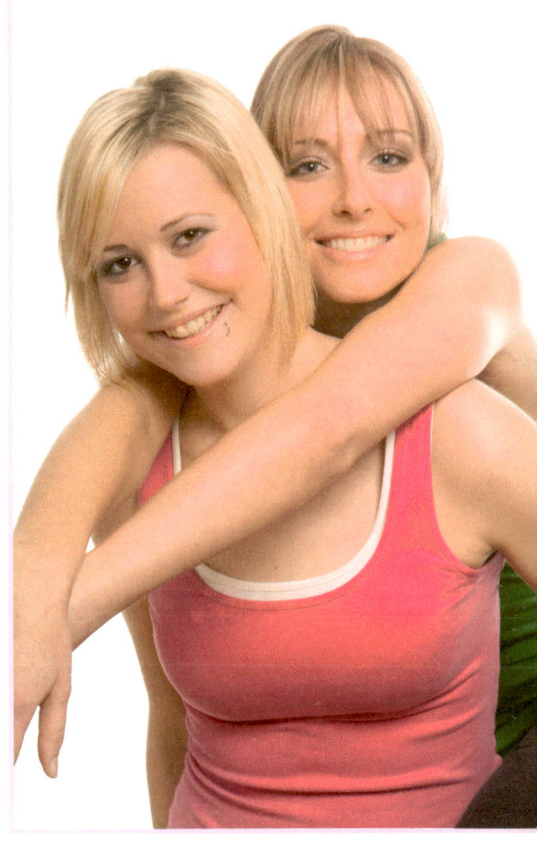

Gemeinsam ist man stärker!

In dem Studio, in dem ich gearbeitet habe, gab es viele Mitglieder, die keine Motivation mehr zum Training hatten, weil sie niemanden hatten, der sie „pushte" oder ermutigte. – Moment, im Fitnessstudio? Wirklich? Halten wir eines fest: Jeder, der sich im Fitnessstudio anmeldet, hat ein Ziel: fitter werden, schöner werden, gesund bleiben. Das heißt, selbst kleine Studios mit nur 300 Mitgliedern sind im Grunde eine Ansammlung von 300 Menschen, die mindestens eines gemeinsam haben – dieses Ziel! Suchen Sie sich Mitstreiter, finden Sie Verbündete, besuchen Sie Kurse, sprechen Sie Leute an – seien Sie mutig! Erwarten Sie nicht, dass Freunde, Bekannte, Verwandte, selbst Ihr Partner Sie auf Ihrem Weg unterstützen (umso besser natürlich, wenn sie es dennoch tun!). Suchen und finden Sie diese Unterstützung bei Ihren Trainern und bei den hunderten, oftmals tausenden von Menschen, die dasselbe Ziel haben wie Sie und ich.

Schritt 5: Motiviere andere und Du motivierst Dich selbst! – Motivation durch Motivieren

Sie erinnern sich sicher noch an intrinsische und extrinsische Motivation. Ich persönlich sprühe geradezu vor intrinsischer Motivation, sodass ich diese Energie regelmäßig in extrinsische Motivation umwandle. Das geht an sich ganz einfach: Ich stehe morgens auf und muss meist nicht lange warten, bis mir einer meiner Mitmenschen sein Leid klagt. „Ich bin zu dick! Ich bin zu alt! Meine Brüste sind zu klein! Mein Bauch ist nicht straff! Es regnet schon seit zwei Wochen, und als die Sonne zum letzten Mal schien, war es mir zu warm ...", und so weiter und so fort. Was diese Menschen oft verlernt haben, ist schlicht und einfach positives Denken. Für mich persönlich gibt es zum Beispiel keine hässlichen Menschen – nur Menschen, die verlernt haben, das Schöne an sich zu sehen oder etwas, auf das sie stolz sein können. Genau auf diese Weise sage ich das den Menschen dann auch. Wenn jemand sagt, er sei zu dick, dann mag das stimmen – aber das kann man ändern. Die gleiche Person hat aber womöglich wunderschöne Augen und genau daran muss man sie wieder einmal erinnern. Wenn sich jemand wertlos fühlt, obwohl er im Beruf täglich etwas Außergewöhnliches leistet oder jeden Tag aufs Neue den Alltag mit mehreren Kindern managt, dann ist es umso wichtiger, diesen Menschen die Augen zu öffnen.

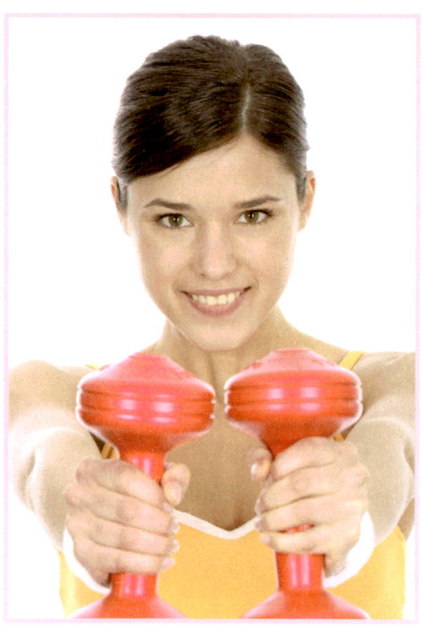

Motivation durch Motivieren.

Ich kenne eine junge Frau, die vier Kinder hat. Als sie nach drei Schwangerschaften beschloss, wieder einmal etwas für sich selbst zu tun, konnte sie nichts Schönes, nichts Wundervolles mehr an sich finden. Ihr Mann tat mit seinen wenig dankbaren Kommentaren sein Übriges zu ihrer Betrübtheit. Intrinsisch hoch motiviert, diese Dame extrinsisch zu motivieren, tat ich nichts weiter, als ihr ihren Alltag vor Augen zu halten: vier Kinder großziehen (wohlgemerkt bezaubernde, wohlerzogene, liebevoll umsorgte Kinder!), jeden Tag drei Maschinen Wäsche waschen, das Haus putzen und dabei noch die Energie finden, drei Mal pro Woche trainieren zu gehen und dabei nicht einmal gestresst oder abgearbeitet auszusehen. Respekt! Ich habe ein Kind und selbst das grenzt für mich persönlich oft an Höchstleistung ... „Meinst du das ernst?", war ihr Kommentar. „Selbstverständlich. Wurde Zeit, dass dir das mal jemand sagt", erwiderte ich.

Wissen Sie, was das Schönste daran ist? Der Moment, in dem ich sehe, dass mein Gegenüber durch meine Worte – wenn auch nur für einen Moment – glücklicher, motivierter, stolz geworden ist. Diese Momente motivieren mich. Einen Moment wie diesen setze ich mir jeden Tag als Ziel. Einen Moment wie diesen wünsche ich Ihnen jeden Tag. Probieren Sie es selbst – nichts ist leichter als das!

Schritt 6: Rede Dich nicht schön, werde schön! – Fett sein in der Gesellschaft/Ausreden

Wenn Menschen selbst keinen oder zu wenig Sport treiben und sich mit mir über Training und Ernährung unterhalten, dann endet das Ganze oft in einem Exkurs: „Wie rede ich mich schön?" Soll heißen: Diese Menschen wissen natürlich, dass ihr Lebensstil nicht gesundheitsfördernd ist und dass man vom Nichtstun nicht fitter, schlanker oder gesünder wird. Also sucht man nach Ausreden und versucht, das Ganze witzig darzustellen: „Ich bin nicht zu dick, ich bin nur zu klein!" Oder man sagt schlicht und einfach: „Ich bin ganz zufrieden mit mir ..." Weltweit gibt man den Folgen des Übergewichts „Kosenamen". Speckschwarten um die Taille beispielsweise nennt man hierzulande „Hüftgold" (als wären sie besonders wertvoll), in den USA nennt man sie „Lovehandles" – Liebesgriffe (als wären sie besonders praktisch) ... Mein persönlicher Favorit in der Bekleidungsbranche: „Mode für starke Frauen". Es muss also auch Mode für „schwache" Frauen geben ... In dieser Sektion kaufe ich dann wohl ein, denn Mode für starke Frauen ist mir schlicht und einfach zu groß. Dennoch sagt meine kleine Tochter immer voller Stolz „Mama ganz stark!", wenn wir zusammen spielen, und ich finde, sie hat recht!

Fazit: Wir reden uns schön, machen Witze über überflüssige Pfunde und bekommen für diese noch Komplimente in den Bekleidungsabteilungen. Wenn man das den Leuten dann sagt („Mag ja sein, aber mach doch was für dich!"), kommt der zweite Exkurs: „Wie rede ich mich raus?" Hier die Top 3 der Fitnessmuffelausreden:

Platz 1: „Das ist mir zu teuer!" – Halten wir eines fest: Lebenszeit und Lebensqualität sind unbezahlbar. Wirklich teuer sind Ausreden, die uns womöglich Jahre unseres Lebens kosten ... Wir investieren in unsere Autos, in Aktien – es ist Zeit, in uns, in unsere Gesundheit zu investieren. Finden Sie nicht?

Platz 2: „Die Zeit möchte ich mal haben!" – Ein gutes Training dauert nicht länger als eine Stunde. Wenn jemand keinen Fernseher besitzt und 24 Stunden am Tag und sieben Tage die Woche arbeitet, dann lasse ich diese Ausrede gelten – noch kenne ich allerdings niemanden, auf den dies zutrifft. Zeit vor der Glotze oder im Internet zu verbringen, das ist wie die Lebenszeit anzustarren, die langsam durch die Sanduhr rieselt. Sollten wir nicht wenigstens versuchen, diese Sanduhr mit ein paar mehr Sandkörnern zu füllen, wenn wir die Chance dazu haben?

Platz 3: „In meinem Alter bringt das doch nichts mehr!" – Vorzugsweise ausgesprochen von Menschen ab Mitte 50 ... An dieser Stelle möchte ich nochmals an meinen Opa erinnern: 90 Jahre alt, Tennisspieler. Der hat sich mittlerweile übrigens einen Crosstrainer für zu Hause gekauft, um fit zu bleiben. Es ist nie zu spät, mit dem Training zu beginnen – und all die Mittsiebziger, die ich kenne, denen das Training Arztbesuche, den Rollator, Physiotherapien, Einsamkeit im Alter erspart, werden mir zustimmen. Denken Sie daran: Gestorben wird später, vorausgesetzt, man ist fit genug.

Vielleicht kennen Sie diese Ausreden von sich selbst oder von Menschen, die Ihnen beim Erreichen Ihres Ziels Steine in Form von Ausreden in den Weg legen. Tun Sie sich selbst einen Gefallen: Reden Sie sich nicht schön, werden Sie schön! Reden Sie sich nicht raus. Dulden Sie keine Ausreden. Der wichtigste Mensch in Ihrem Leben sind Sie selbst und Ihr Leben ist zu kurz, zu wertvoll für Ausreden!

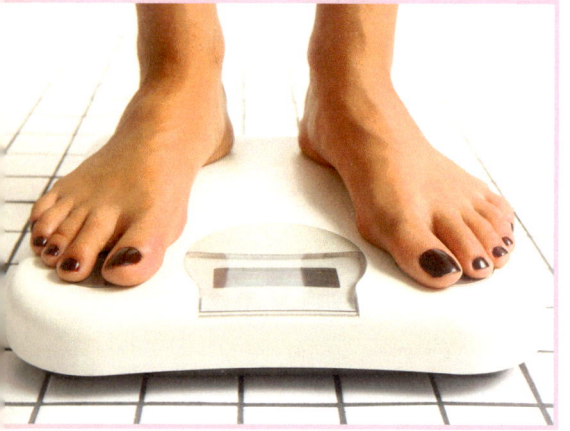

Übergewicht ist eine Volkskrankheit.

Schritt 7: Epidemie Fettleibigkeit – Schluss mit lustig! – Gesundheitsrisiken

Als meine kleine Tochter gerade ein paar Monate alt war, war in den Medien plötzlich von nichts anderem mehr die Rede als von der todbringenden, menschheitsbedrohenden Schweinegrippe. Ich selbst war zeitweise etwas beunruhigt, Menschenansammlungen mied ich, wann immer möglich, und zugegeben, auch ich überlegte ab und an, ob ich mir nicht doch ein paar der offensichtlich überteuerten Mundschutz-Handschuh-Sets zulegen sollte. Menschen weltweit wurden vor dieser Epidemie gewarnt. Menschen weltweit bunkerten teilweise Nahrungsmittel in ihren Kellerräumen und wappneten sich für eine eventuell eintretende Notsituation.

Laut OECD steigt mit jeweils 15 Kilo zu viel das Risiko, früh zu sterben, um 30 Prozent. In Deutschland werden derzeit 60 Prozent der Männer und 45 Prozent der Frauen als übergewichtig eingestuft und jeweils 16 Prozent als fettleibig. Muss man sich an dieser Stelle nicht fragen, was die größere Bedrohung für uns ist? Die Epidemie „Fettleibigkeit" ist längst ausgebrochen und breitet sich rasend schnell immer weiter aus. An den Folgen dieser Epidemie sterben täglich tausende Menschen – nur haben wir leider verlernt, dieser Epidemie genügend Aufmerksamkeit zu schenken. Vogelgrippe, Schweinegrippe, BSE, diese Begriffe jagen uns kalte Schauer über den Rücken – Übergewicht? Merken Sie was?

Jeder kennt sicher das Bild kreischender Kinder, die an der Supermarktkasse ihre gestressten Eltern dazu bewegen wollen, ihnen mindestens eine der vielen Süßwaren zum sofortigen Verzehr zu erlauben. Fast immer geben sich die Eltern nach wenigen Minuten geschlagen, selbst der stärkste Wille bricht unter den Blicken der umstehenden Einkaufenden und dem Geschrei von Sohn oder Tochter. – Mir selbst ging es nicht anders. Hat sich mal jemand gefragt, warum es keine „Obstkasse" gibt? Wäre das nicht der richtige Ansatz? Ach ja, ich vergaß, die „Markenbindung"... Ich finde, in Anbetracht des bestehenden Gesundheitssystems und der Prognose für die kommenden Jahrzehnte wäre eine „Gesundheitsbindung" die bessere Alternative. Also versuche ich so oft es geht, einen Apfel oder eine Banane aus der Handtasche zu zaubern, wenn meine Tochter an der Kasse Heißhunger bekommt. Ich sage ihr jeden Tag, dass man von gesundem Essen „groß und stark" wird und von ungesundem Essen „klein und dick". – Das ist für 3-Jährige einfach verständlich, und siehe da: Mittlerweile freut sie sich darüber, wenn sie an der Kasse statt Schokolade etwas bekommt, das sie auch „groß und stark" macht!

Ich habe sehr lange Fit-Kids-Kurse gegeben, also Sport gemacht mit Kindern im Alter von acht bis zwölf Jahren, die drei Mal pro Woche Sport machen wollten bzw. sollten. „Der Muskelzug nimmt heute bereits im Kindesalter ab", das hatte ich in der Theorie gelernt. Was das in der Praxis bedeutet, musste ich durch meine Fit Kids schmerzlich feststellen: Die Kinder waren schlicht und ergreifend nicht in der Lage, Sit-ups oder Liegestütze zu machen, weil ihnen jegliche Muskelkraft fehlte. Einfachste Übungen konnten selbst unter größter Anstrengung der Kleinen nicht durchgeführt werden – Motorik gleich Mangelware. Playstation oder Wii spielen, das konnte allerdings jeder von ihnen einwandfrei, erzählten sie mir stolz. Ich mag selbst kein besonders sportliches Kind gewesen sein – aber ich konnte zu jeder Zeit auf Bäume klettern und Liegestütze machen, ab und an gewann ich sogar ein Wettrennen. Mit Computerspielen kann ich bis heute nichts anfangen – und das ist gut so.

Im ersten Moment machte mich diese Erfahrung wütend – auf die Eltern, auf die Gesellschaft, auf Fast-Food-Konzerne. Dann fiel mir eine weitere Tatsache ein, die ich in der Theorie gelernt hatte, und meine Wut wandelte sich in eine hilflose Traurigkeit. „Zum ersten Mal in der Geschichte werden unsere Kinder die Lebenserwartung ihrer Eltern unterschreiten." Übersetzt heißt das: Unsere Kinder werden im Durchschnitt jünger sterben als wir selbst.

Ich kann und möchte an dieser Stelle keine Bemerkung einbauen, die Sie schmunzeln lässt. Die Epidemie, von der fast keiner spricht und vor der man sich kaum fürchtet, hat längst unsere Kinder infiziert. Dieses Wissen verbreite ich jeden Tag in der Hoffnung, dass es die Menschen wachrüttelt. – Das ist meine Pflicht als Mensch. Mein Kind wird dieser Epidemie nicht zum Opfer fallen. Ich werde ihr nicht zum Opfer fallen. – Das ist meine Pflicht als Mutter.

Schritt 8: Das Leben ist kein Ponyhof, leider! – Frustessen

Es ist Samstagmittag. Direkt vor dem Bistrobereich eines großen Einkaufscenters liegt ein kleines Kind, schlägt mit Händen und Füßen wütend auf den Boden und nach allem, was sich in seine Nähe wagt. Das grelle Kreischen hat innerhalb von Sekunden die Aufmerksamkeit des kompletten Einkaufscenters geweckt und die ersten Schaulustigen eilen herbei. Ich stehe hilflos, peinlichst berührt, schweißüberströmt und beladen mit Unmengen von Tüten vor diesem, meinem Kind und kann eigentlich nur abwarten, bis das „Tantrum" (so nennt man das in pädagogischen Ratgebern) vorüber ist. Bemerkungen verärgerter oder „besorgter" Mitmenschen prallen scheinbar unbemerkt an mir ab, ich wurde ja schließlich gut erzogen. Irgendwann beuge ich mich zum wiederholten Male hinab und versuche, mein Kind wenigstens vom Ort des Geschehens fortzubewegen. Als es mir gerade unter größtem Widerstand meiner Tochter gelingen will und ich mit dem strampelnden, kreischenden Bündel auf dem Arm sowie einem Dutzend Tüten in der Hand das Weite suchen möchte, taucht bereits der alarmierte Sicherheitsdienst des Einkaufscenters auf. „Wie nett, Hilfe naht!", denke ich für einen Augenblick. – „Sagen

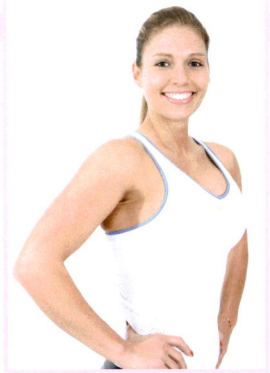

Persönliche Angaben:
Name: Nina
Alter: 30
Körpergröße: 179 cm
Beruf: Personal Trainerin & eigenes Fitnessstudio
Hobbys: Sport
Gewicht früher/heute: vor 1,5 Jahren: 86 kg/aktuell: 75 kg (Offseason)

Was hat sich an deiner Figur verbessert?
Körperfett von 26 % auf 14,5 % runter.

Was sagen andere Menschen, wenn sie sehen, dass du gesund isst und regelmäßig zum Training gehst?
Sie sind begeistert von meinem Erfolg und motiviert fürs eigene Training. Allerdings gibt es auch genug Leute, die meinen, dass ich dadurch keine Lebensqualität habe.

Was bedeuten dir Partner und Familie?
Mein Mann Cenk ist mein liebster Trainingspartner. Wir pushen uns gegenseitig – ohne ihn würde ich wohl weniger Gewichte auflegen, als ich könnte. Er motiviert und fördert mich. Im Training sind wir beide wie zwei Maschinen. So wie Trish und Branch Warren ;-).
Meine Eltern und mein Bruder waren auch schon immer sportlich. Aktuell habe ich meine Eltern sogar zum Kraft-training gebracht.

Wie wichtig sind deiner Meinung nach der Partner, Trainer, etc. für den Erfolg/die Motivation?
Wenn dein Partner nicht 100%ig hinter dir steht, dich vorantreibt, motiviert, kritisiert und alles was dazugehört, dann wird es meines Erachtens sehr schwer. Der Partner muss ja nicht unbedingt die gleiche Sportart betreiben, aber er muss sie akzeptieren und am besten unterstützen. Der Partner sollte einem Kraft geben und nicht im Weg stehen. Den richtigen Trainer zu finden ist schwer. Wichtig ist es meiner Meinung nach, einen Trainer zu haben, der selbst weiß, wovon er redet (sprich: Wettkämpfe hinter sich hat), und auf einen eingehen kann. Was nützen mir Trainings- oder Ernährungspläne, die nicht zu mir passen? Dennoch sollte jeder seinen eigenen Weg finden und auf seinen Körper hören – denn das kann kein Trainer der Welt für mich tun.

Wo siehst du dich sportlich und privat in ca. drei bis fünf Jahren?
Sportlich: Deutsche Meisterin werden
Privat: weiterhin so glücklich sein

An was denkst du, wenn du den Begriff Bodybuilding hörst?
- an intensives Training mit Wettkampfbeteiligung
- an fettfreie, muskulöse Körper
- an harte Arbeit
- an Reiswaffeln

Welchen Rat kannst du den Leserinnen dieses Buches geben?
Eisen macht schön – man muss es nur bewegen.

Sie mal, haben Sie Ihr Balg nicht im Griff? Muss das unbedingt vor dem Bistrobereich sein?", keift mich der Sicherheitsdienst an.

Ich könnte diese Geschichte nun den Tatsachen entsprechend fortsetzen. Es regnet in Strömen, als wir endlich zu Hause ankommen. Bei dem Versuch, mit Kind und Einkäufen die Straße zu überqueren, warte ich vergeblich auf einen netten Autofahrer, der wenigstens kurz das Tempo verringert, und als wir die Straße nach gefühlten 30 Minuten im Regen endlich überqueren können, reißen zwei der Tüten, was wiederum die Autofahrer empört, die nun Mutter, Kind und Einkäufen ausweichen müssen. Den Rest dieses Tages erspare ich Ihnen. Viel besser wurde er allerdings nicht.

Ich würde lügen, wenn ich behaupten würde, dass ich an solchen Tagen nicht auch frustriert und wütend alle Schränke nach der Schokolade durchsuche, die ich in der Regel immer irgendwo für Gäste deponiert habe. Ja, auch ich habe schwache Momente, in denen die Frustration die Disziplin übertrumpft. Das ist menschlich. Das gehört zum Leben. Ebenso wie die Tatsache, dass die süße Frustbekämpfung meist nur sehr kurz währt, im Gegensatz zu meinem schlechten Gewissen, das mich anschließend quält.

Eines ist sicher: Das Leben ist kein Ponyhof! Es ist voll von Tagen wie diesem. Das Schöne ist: Sie gehen vorüber! Am nächsten Tag schien bereits wieder die Sonne. Über den Sicherheitsdienst habe ich mich in aller Deutlichkeit beschwert und einen Einkaufsgutschein erhalten. Seither grüßt er mich immer ganz kleinlaut, wenn wir uns begegnen. Kreischende Kinder liegen jeden Tag in jedem Einkaufscenter am Boden und die Eltern stehen fassungslos daneben. Jeder Mensch hat Tage, an denen einfach nichts so laufen will, wie es soll. Daran muss ich mich ab und zu erinnern, wenn ich auf Schokosuche bin. Frust lässt sich nicht „wegessen". Er vergeht, auch ohne Süßigkeiten. Mit Süßem bleibt er uns nur umso länger erhalten – in der Regel genau an den Stellen, wo wir ihn am wenigsten gebrauchen können!

Schritt 9: Erfolg passiert – aber nicht über Nacht!

Seien wir ehrlich: Es gibt keine Blitzdiäten, kein „In 10 Tagen zum Waschbrettbauch". Es gibt nur eine langfristige und dauerhafte Änderung der Essgewohnheiten und immer wieder hartes Training. Trotz allem Ehrgeiz jedoch, trotz aller Disziplin wird es bei je-

DIE MOTIVATION

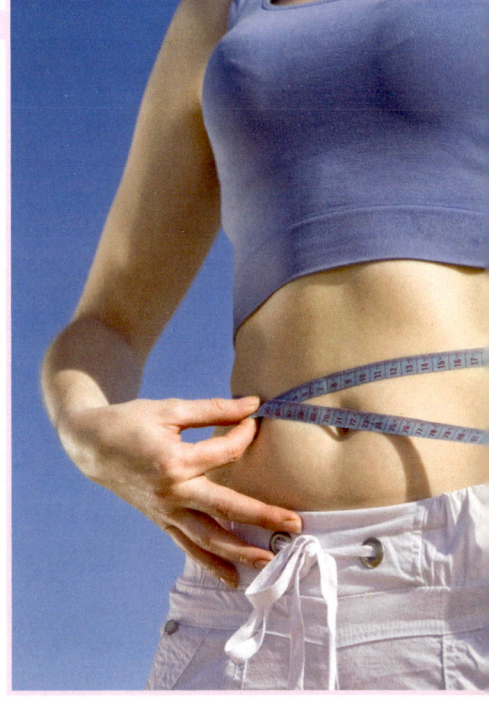

dem von uns Phasen geben, in denen sich einfach kein Fortschritt einstellen will. Das sind die Tage, manchmal Wochen, die Ihnen ebenso wie mir die meiste Motivation rauben. Das sind die Momente, in denen Menschen Mitgliedschaften im Fitnessstudio kündigen, weil sie glauben, alle Anstrengung sei umsonst.

Als meine kleine Tochter zweieinhalb Jahre alt war, stand sie in einer Kletterburg für Kinder ab sechs Jahren und versuchte mit allen Kräften, bis ganz nach oben zu klettern. Da sich das Ganze hinter einer Plexiglasscheibe befand und ich mit meinen 30 Jahren definitiv nicht hineinpasste, konnte ich ihr nicht helfen, sodass sie mich erst traurig, dann wütend ansah. Sie konnte aufgrund ihrer Größe die nächste Plattform geradeso mit ihren Fingerspitzen erreichen. Die Tatsache, dass sie im Prinzip zu klein, zu jung, zu schwach war, um dort hinaufzuklettern, kümmerte sie aber nicht. Ihr Ziel war die Plattform, und mit offenem Mund sah ich zu, wie sich meine kleine Tochter hinter der Plexiglasscheibe genau dort hinaufzog. Kinder kennen noch keine Ausreden. Kin-

Träumen Sie ehrgeizig!

der lassen sich nicht aufhalten, wenn sie ein Ziel haben, ansonsten würde wohl keines von ihnen das Laufen lernen bei all den Stürzen und fehlgeschlagenen Versuchen. Sie haben den Ehrgeiz, den wir im Laufe der Jahre vielleicht verloren haben. Eines weiß ich seit diesem Tag besser denn je: Wer ein Ziel vor Augen hat, wer es wagt, zu träumen, der kann und der wird es schaffen! Vielleicht nicht immer sofort. Vielleicht nicht über Nacht. Vielleicht nicht in vier Wochen. Aber eines verspreche ich Ihnen: Wer Ziele und Träume hat, wer den Mut hat, daran zu glauben und dafür zu kämpfen, der wird seine Ziele erreichen und seine Träume erfüllen.

Das ist es, was mein Bruder kranken Menschen sagen würde. Das ist es, was mein Opa älteren Menschen sagen würde. Das ist es, was ich Menschen sagen würde, die keine Idealfigur haben, die mit sich selbst unzufrieden sind. Das ist es, was meine kleine Tochter der Welt jeden Tag aufs Neue beweist.

Sie haben den Willen, Ihr Ziel zu erreichen, sonst würden Sie dieses Buch nicht in den Händen halten. Sie haben Träume, und diese haben es verdient, Realität zu werden. Machen Sie etwas daraus und lassen Sie sich nicht aufhalten! Viel Erfolg beim Traumerfüllen – und den werden Sie haben!

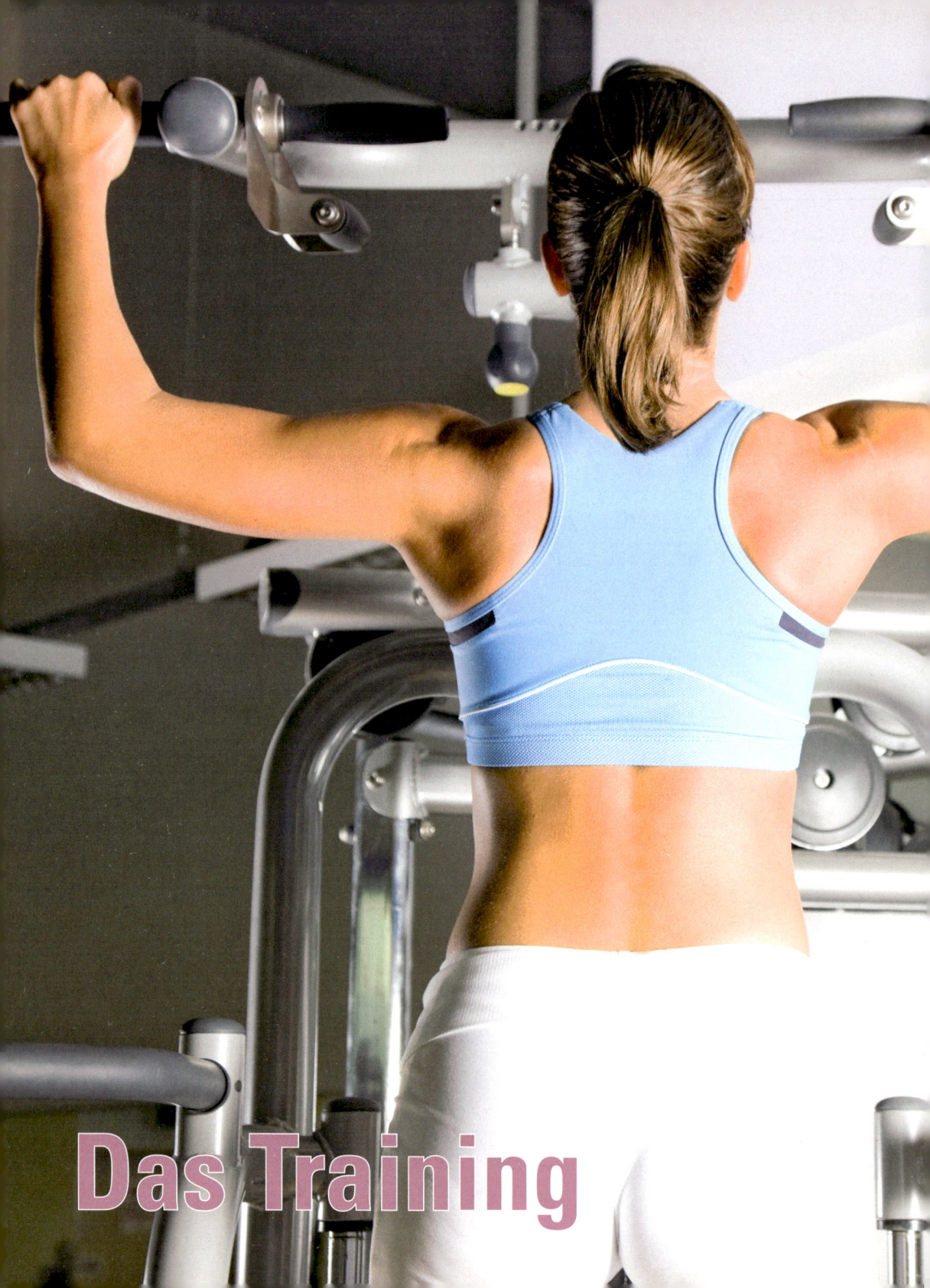

Das Training

Die Bedienung der Fettverbrennungsmaschine

Ihre Fettverbrennungsmaschine besteht aus Ihren Muskeln. Je besser sie trainiert sind, desto mehr Fett können sie verbrennen. Sie müssen sie aber richtig bedienen. Als Erstes muss die Übungsqualität stimmen, also das „Ballgefühl".

Die beiden wichtigsten Bedienungseinstellungen:
• Kadenz
• TUT (TIME UNDER TENSION) – Zeit unter Spannung

Kadenz – Die Übungsgeschwindigkeit

Wer Klavier spielt oder in der Schule Musikunterricht hatte, kennt das sogenannte Metronom. Gemeint ist das Ding, das immer tack – tack macht, wenn es sich bewegt. Je nachdem, wie es eingestellt ist, schneller oder langsamer. Genau das beschreibt die Trainingskadenz: Wie schnell oder langsam wird der jeweilige Teil der Bewegung ausgeführt?

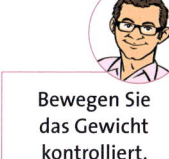

Bewegen Sie das Gewicht kontrolliert.

Die einzelnen Bewegungsabschnitte:

Negative Phase (Exzentrische Phase)
Immer wenn das Gewicht Richtung Erdanziehungskraft bewegt wird, spricht man von der negativen Phase.

Beispiele:
1. Kniebeuge: Wenn man in die Hocke geht
2. Bankdrücken: Wenn die Stange heruntergelassen wird
3. Latziehen: Wenn das Gewicht nach oben geführt wird (wegen der Umlenkrolle wird das Gewicht nach unten gelassen, Richtung Erdanziehungskraft)

In der negativen Phase werden die größten Wachstumsreize gesetzt. Wenn einzelne Muskeln wachsen sollen, muss diese Phase intensiv sein und konzentriert werden. Volle Kontrolle über das Gewicht. Die Bewegung sollte im Allgemeinen zwei bis vier Sekunden dauern.

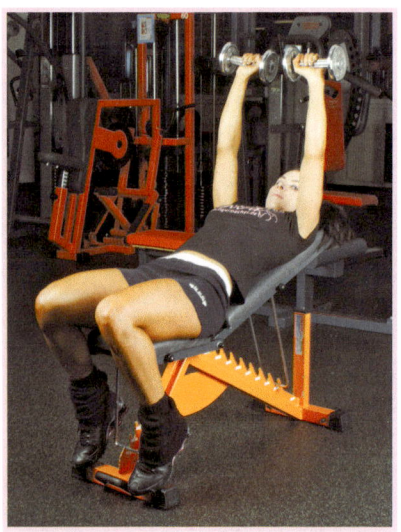

**Ausgangsposition
Bankdrücken.**

Anspannphase/Kontraktion (Isometrische Phase)

Der Muskel bewegt sich nicht, wird aber stark angespannt (statisch).

Beispiele:
1. Kniebeuge: Nachdem man sich aufgerichtet hat, werden der Po- und die Beinmuskeln stark angespannt.
2. Bankdrücken: Nachdem man das Gewicht nach oben gedrückt hat, wird der Brustmuskel in der obersten Position stark angespannt.
3. Latziehen: Nachdem das Gewicht nach unten gezogen wurde, wird in dieser Position verharrt und der Rücken angespannt.

Diese Phase dient dazu, den Muskel besser zu spüren und Details herauszuarbeiten.

Positive Phase (Konzentrische Phase)

Das Gewicht wird entgegengesetzt zur Erdanziehungskraft bewegt.

Beispiele:
1. Kniebeuge: Wenn man aus der Hocke aufsteht
2. Bankdrücken: Wenn das Gewicht nach oben gedrückt wird
3. Latziehen: Wenn das Gewicht heruntergezogen wird (der Gewichtsstapel bewegt sich nach oben, entgegen der Erdanziehungskraft)

In dieser Phase wird Kraft aufgebaut. Je explosiver, desto mehr Kraft wird erzeugt. Das kennen wir aus dem Physikunterricht: Kraft = Masse x Beschleunigung.

Schlankheitsregel: Wird diese Phase sehr langsam ausgeführt, kommt es zu einem hohen Anstieg der Laktatsäure. Der Muskel nimmt nicht an Umfang zu, sondern wird schlanker – in Ruhe werden mehr Fettsäuren verbrannt. Muskelgruppen, die zu stark ausgeprägt sind, sollten daher sehr langsam in der positiven Phase trainiert werden.

TUT – Zeit unter Spannung

TUT (Time Under Tension) sagt aus, wie lange sich der Muskel während des Satzes unter Spannung befindet.

Häufig beobachte ich folgende Situation im Studio: Eine Frau trainiert an der Beinpresse. Die zehn Wiederholungen werden sehr schnell ausgeführt, meistens nur im oberen Bereich, also nicht

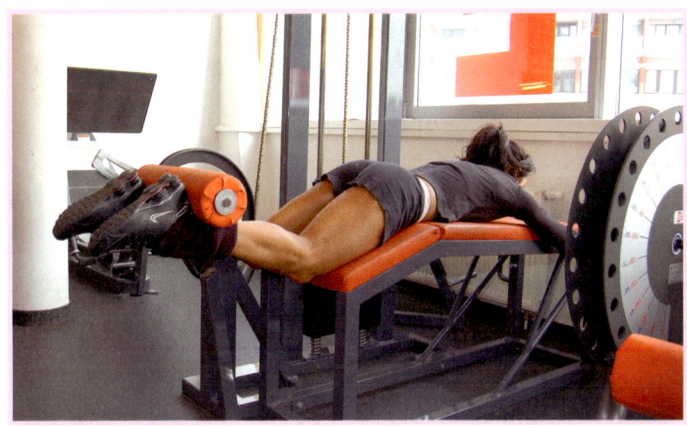

Ausgangsposition Beincurls.

ganz heruntergelassen. Sie werden innerhalb von 15 Sekunden absolviert, frei nach dem Motto: Hauptsache, die zehn Wiederholungen wurden absolviert. Es ist aber von entscheidender Bedeutung, wie lang der Muskel unter Spannung steht, damit er reagiert.

Allgemein gilt:
Bis 20 Sekunden Satzdauer entwickelt Schnellkraft
40–60 Sekunden Satzdauer baut Muskeln auf bzw. strafft die Muskulatur
60–90 Sekunden Satzdauer steigert die Kraftausdauer und kann bei entsprechend kurzer Pause die Fettverbrennung nach dem Training steigern (Laktattraining)

Fazit: Es geht nicht darum, die Gewichte hoch und runter zu bewegen, sondern den Zielmuskel intensiv zu spüren und von entsprechender Dauer zu belasten, damit er reagiert.

Mein Tipp: Nehmen Sie sich anfangs eine Stoppuhr mit und messen Sie sowohl die Satzdauer als auch die Dauer der einzelnen Bewegungsabschnitte. Später brauchen Sie die Uhr nicht mehr.

Das Superfettverbrennungsprogramm für alle

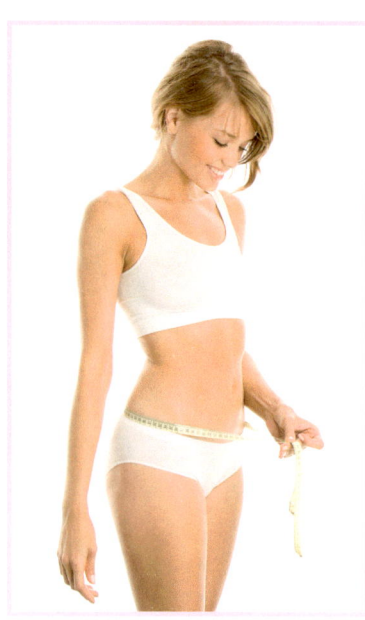

Weniger ist manch-
mal mehr!

Mit diesem Programm verringern Sie erst einmal ganz schnell Ihr Gewicht. Sie können es gleich als Erstes ausprobieren, sobald Sie das Buch gelesen haben, oder immer wieder mal zwischendurch ausführen, falls Sie es sich „einfach haben gut gehen lassen".

Wie bereits beschrieben, beißt sich die Katze sprichwörtlich in den Schwanz, wenn man versucht, durch eine beschränkte Kalorienzufuhr abzunehmen. Dadurch wird nämlich der Stoffwechsel verlangsamt und das Ergebnis ist: wenig Essen, viel Frust, langsamer Stoffwechsel und unveränderte Körperzusammensetzung. Das kann nicht Ihr Ziel sein und das ist es auch nicht. Aber wie kommt man aus diesem Kreislauf heraus?

Wir haben es weiter oben bereits erwähnt, aber ich werde nicht müde, es zu wiederholen: durch eine clevere Kombination aus der richtigen Ernährung und dem richtigen Work-out. Hören Sie endlich auf, sich nur zu quälen! Beginnen Sie, sich clever zu quälen!

Was bedeutet das? Erstens müssen wir aufpassen, dass wir nicht zu viel tun. Das klingt erst einmal abwegig, weil Oma ja auch immer schon Dinge gesagt hat wie „Viel hilft viel", aber ich sage: „Weniger ist manchmal mehr!". Wenn Sie sich erst einmal ins Übertraining manövriert haben, dann passiert nicht mehr viel. Sie sind müde, abgespannt und infektanfällig. Das ist meilenweit von unserem Ziel entfernt.

Es gibt eine andere Art von Training, die, wenn sie für eine kurze Zeit ausgeführt wird, viele Vorteile birgt. Man könnte diese Methode als „Übertreibung" beschreiben. Achtung, nicht verwechseln: Übertraining schadet Ihnen, Übertreibung bringt Sie wirklich weiter. Schocken Sie Ihre Muskeln mit unserem Superfettverbrennungsprogramm und übertreiben Sie es für sechs Wochen!

Aber was geschieht danach? Danach machen wir eine „Erholungsphase". Das bedeutet: Eine Woche trainingsfrei. Vielleicht machen Sie in dieser Woche einen Kurzurlaub oder besuchen Freunde. Sie haben es sich verdient.

Der Nachbrenneffekt

Eine Sache darf nicht unerwähnt bleiben: Sie werden durch dieses Programm Ihre metabolische Rate nach oben setzen. Das ist das Tempo, in dem Ihr Stoffwechsel läuft. Sie werden einen Muskelzuwachs haben, der auch im Ruhezustand für einen gesteigerten Kalorienverbrauch sorgt. Es gibt eine Studie dazu (Schuenke, Mikat, McBride, 2002), die bewiesen hat, dass genau diese Art von Training, die ich Ihnen hier empfehle, den Stoffwechsel noch 38 Stunden (in Worten: achtunddreißig!) beschleunigt ablaufen lässt. Wenn man nun bedenkt, dass Sie alle 48 Stunden trainieren – ich bitte Sie, was soll da noch schiefgehen?

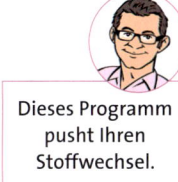

Dieses Programm pusht Ihren Stoffwechsel.

So geht's

Und nun das versprochene Training zur Theorie. Vergessen Sie nicht – dieses Training ist Ihr Freund! Es wird Ihnen helfen und Sie unterstützen, damit Sie Ihr Ziel erreichen – wie es echte Freunde auch tun würden. Aber behandeln Sie es im Gegenzug auch wie einen Freund: Lassen Sie das Training nicht hängen, versetzen Sie es nicht, und wenn Sie schon dabei sind, dann schenken Sie ihm auch Ihre volle Konzentration. Es wird Sie in kürzester Zeit fitter, schlanker und straffer machen!

Das Prinzip ist selten einfach:
- Sie trainieren dreimal in der Woche (z. B. Montag, Mittwoch, Freitag). Das Programm zielt hauptsächlich auf straffe Beine und einen schlanken Bauch ab.
- Sie starten am Montag mit geringem Gewicht und nur zwei Übungen für Po und Beine.
- Am Mittwoch kommt eine Beinübung dazu. Das Gewicht und die Trainingsgeschwindigkeit werden erhöht.
- Am Freitag kommt die vierte Beinübung dazu und die Belastungsdauer pro Satz wird erhöht. Die Wiederholungen werden kontrolliert langsam ausgeführt.

DAS TRAINING

MONTAG/TAG 1

Fatburnstarter (1 Runde)

Intervalltraining: Sie können es auf dem Ergometer, Stepper, Crosser und Rudergerät ausführen.

2 Min. Warm-up

30 Sek. schnelles Intervall: so schnell wie möglich trainieren. Geben Sie richtig Gas!

60 Sek. langsames Intervall: ganz locker trainieren

30 Sek. schnelles Intervall: so schnell wie möglich trainieren. Geben Sie richtig Gas!

60 Sek. langsames Intervall: ganz locker trainieren

30 Sek. schnelles Intervall: so schnell wie möglich trainieren. Geben Sie richtig Gas!

60 Sek. langsames Intervall: ganz locker trainieren

30 Sek. schnelles Intervall: so schnell wie möglich trainieren. Geben Sie richtig Gas!

2 Min. Cool down, 1 Minute Pause

Trinken Sie 250 ml Wasser!

Triple-Satz Nr. 1 – Für schlanke Beine und einen knackigen Po (3 Runden)

Runde 1: Step-up-Bank + Reverse-Ausfallschritt mit Kurzhanteln – 30 Sek. Belastung (30 Sek. Pause)

Runde 2: s. o. – 30 Sek. (30 Sek. Pause)

Runde 3: s. o. – 30 Sek. (30 Sek. Pause)

So geht's: Suchen Sie sich eine Flachbank und nehmen Sie je eine Kurzhantel (ca. 5 kg) in die Hand. Steigen Sie mit dem rechten Bein zuerst auf die Bank. Steigen Sie dann wieder ab. Wenn Sie mit beiden Füßen auf dem Boden stehen (Grundposition), gehen Sie mit dem rechten Fuß einen Schritt zurück (Reverse-Ausfallschritt). Wieder in die Grundposition und dann mit dem linken Fuß zuerst hoch und anschließend mit links zurück. Immer abwechselnd. Pro Runde 30 Sekunden.

2 Minuten Pause

Triple-Satz Nr. 2 – Für einen starken und schönen Rücken (3 Runden)

Aufwärmen, Gewicht finden und los.

Runde 1: Latziehen (front) – 30 Sek. Belastung (10 Sek. Pause)

Runde 2: Gewicht um eine Scheibe reduzieren – 20 Sek. (10 Sek. Pause)

Runde 3: Gewicht um eine weitere Scheibe reduzieren – 30 Sek. (10 Sek. Pause)

1 Minute Pause

Triple-Satz Nr. 3 – Für sportliche Schultern (3 Runden)

Runde 1: Seitheben + Schulterdrücken mit Kurzhanteln – 30 Sek. Belastung (30 Sek. Pause)

Runde 2: s. o. – 30 Sek. (30 Sek. Pause)

Runde 3: s. o. – 30 Sek. (30 Sek. Pause)

So geht's: Nehmen Sie in jede Hand eine Kurzhantel. Starten Sie die erste Wiederholung mit Seitheben. Wenn die Arme oben sind, gehen Sie in die Drückbewegung über. Lassen Sie die Hanteln herab und starten Sie wieder mit Seitheben. Sie können die beiden Übungen sowohl im Sitzen als auch im Stehen ausführen. 1 Minute Pause

Triple-Satz Nr. 4 – Für ein straffes Dekolleté (3 Runden)

Runde 1: Bankdrücken + Fliegende mit Kurzhanteln – 30 Sek. (30 Sek. Pause)

Runde 2: s. o. – 30 Sek. (30 Sek. Pause)

Runde 3: s. o. – 30 Sek. (30 Sek. Pause)

So geht's: Legen Sie sich auf eine Schrägbank. Nehmen Sie in jede Hand eine Kurzhantel. Starten Sie mit der Übung Bankdrücken. Wenn die beiden Hände oben sind, „fliegen" Sie mit den Armen zurück. Dann „fliegen" Sie wieder hoch. Nach unten geht es dann im Bankdrückstil, nach oben auch. Oben angelangt, wird wieder „zurückgeflogen" usw. 1 Minute Pause

Triple-Satz Nr. 5 – Für einen flachen Bauch
(3 Runden)
Runde 1: Crunchys + Beinheben (5x Crunchy, 5x Beinheben im Wechsel) – 30 Sek. (30 Sek. Pause)
Runde 2: s. o. – 30 Sek. (30 Sek. Pause)
Runde 3: s. o. – 30 Sek. (30 Sek. Pause)

Afterburner

Intervalltraining: Sie können es auf dem Ergometer, Stepper, Crosser und Rudergerät ausführen.
2 Min. Warm-up
30 Sek. schnelles Intervall: so schnell wie möglich trainieren. Geben Sie richtig Gas!
60 Sek. langsames Intervall: ganz locker trainieren
30 Sek. schnelles Intervall: so schnell wie möglich trainieren. Geben Sie richtig Gas!
60 Sek. langsames Intervall: ganz locker trainieren
30 Sek. schnelles Intervall: so schnell wie möglich trainieren. Geben Sie richtig Gas!
60 Sek. langsames Intervall: ganz locker trainieren
30 Sek. schnelles Intervall: so schnell wie möglich trainieren. Geben Sie richtig Gas!
2 Min. Cool down, 1 Minute Pause
Trinken Sie 250 ml Wasser und einen Figur-Shake (Eiweißshake)!

Am Mittwoch kommt im Beinprogramm eine Übung dazu. Die Belastung erhöht sich auf 45 Sekunden. Bei den anderen Triple-Sätzen erhöhen Sie die Wiederholungszahl um drei Wiederholungen pro Runde (das heißt, Sie haben ebenso 30 Sekunden Zeit, müssen die Übungen aber schneller ausführen) und erhöhen ihren Widerstand, also ihr Gewicht.

Am Freitag kommt noch eine Übung in das Beinprogramm. Die Belastung erhöht sich pro Runde auf 60 Sekunden. Die Pause bleibt gleich kurz. Bei den anderen Triple-Sätzen erhöht sich auch die Belastungsdauer auf 45 Sekunden.

Noch mal zum Verständnis – So geht's:

1. Fatburnstarter (Intervalltraining) – 1x
2. Triple-Satz – Für schlanke Beine – 3 Runden
3. Triple-Satz – Für einen starken Rücken – 3 Runden
4. Triple-Satz – Für sportliche Schultern – 3 Runden
5. Triple-Satz – Für ein straffes Dekolleté – 3 Runden
6. Triple-Satz – Für einen flachen Bauch – 3 Runden
7. Afterburner (Intervalltraining) – 1x

Mein Tipp: Kaufen Sie sich eine Stoppuhr oder laden Sie sich für Ihr Handy einen Intervall-Timer runter und starten Sie durch!

Verbrennen Sie Ihr Fett und ernähren Sie Ihre Muskeln!

MITTWOCH/TAG 2

Fatburnstarter (1 Runde)

Intervalltraining: Sie können es auf dem Ergometer, Stepper, Crosser und Rudergerät ausführen.

2 Min. Warm-up

30 Sek. schnelles Intervall: so schnell wie möglich trainieren. Geben Sie richtig Gas!

60 Sek. langsames Intervall: ganz locker trainieren

30 Sek. schnelles Intervall: so schnell wie möglich trainieren. Geben Sie richtig Gas!

60 Sek. langsames Intervall: ganz locker trainieren

30 Sek. schnelles Intervall: so schnell wie möglich trainieren. Geben Sie richtig Gas!

60 Sek. langsames Intervall: ganz locker trainieren

30 Sek. schnelles Intervall: so schnell wie möglich trainieren. Geben Sie richtig Gas! 2 Min. Cool down, 1 Minute Pause. Trinken Sie 250 ml Wasser!

Triple-Satz Nr. 1 – Für schlanke Beine und einen knackigen Po (3 Runden)

Runde 1: Step-up-Bank + Reverse-Ausfallschritt + Kniebeuge mit Kurzhanteln – 45 Sek. Belastung (30 Sek. Pause)

Runde 2: s. o. – 45 Sek. (30 Sek. Pause)

Runde 3: s. o. – 45 Sek. (30 Sek. Pause)

So geht's: Suchen Sie sich eine Flachbank und nehmen Sie je eine Kurzhantel (ca. 5 kg) in die Hand. Steigen Sie mit dem rechten Bein zuerst auf die Bank. Steigen Sie dann wieder ab. Wenn Sie mit beiden Füßen auf dem Boden stehen (Grundposition), gehen Sie mit dem rechten Fuß einen Schritt zurück (Reverse-Ausfallschritt). Wieder in die Grundposition und dann machen Sie eine Kniebeuge. Anschließend mit dem linken Fuß zuerst hoch und dann mit links zurück. Immer abwechselnd. Pro Runde 45 Sekunden. 2 Minuten Pause

Triple-Satz Nr. 2 – Für einen starken und schönen Rücken (3 Runden)

Aufwärmen, Gewicht finden und los.

Runde 1: Latziehen (front) – 30 Sek. Belastung (10 Sek. Pause)

Runde 2: Gewicht um eine Scheibe reduzieren – 20 Sek. (10 Sek. Pause)

Runde 3: Gewicht um eine weitere Scheibe reduzieren – 30 Sek. (10 Sek. Pause)

So geht's: Gewicht im Vergleich zu Montag leicht erhöhen. Wiederholungen schneller ausführen, um ca. drei Wiederholungen mehr zu schaffen als am Montag. 1 Minute Pause

Triple-Satz Nr. 3 – Für sportliche Schultern (3 Runden)

Runde 1: Seitheben + Schulterdrücken mit Kurzhanteln – 30 Sek. Belastung (30 Sek. Pause)

Runde 2: s. o. – 30 Sek. (30 Sek. Pause)

Runde 3: s. o. – 30 Sek. (30 Sek. Pause)

So geht's: Gewicht im Vergleich zu Montag leicht erhöhen. Wiederholungen schneller ausführen, um ca. drei Wiederholungen mehr zu schaffen als am Montag. 1 Minute Pause

Triple-Satz Nr. 4 – Für ein straffes Dekolleté (3 Runden)

Runde 1: Bankdrücken + Fliegende mit Kurzhanteln – 30 Sek. (30 Sek. Pause)

Runde 2: s. o. – 30 Sek. (30 Sek. Pause)

Runde 3: s. o. – 30 Sek. (30 Sek. Pause)

So geht's: Gewicht im Vergleich zu Montag leicht erhöhen. Wiederholungen schneller ausführen, um ca. drei Wiederholungen mehr zu schaffen als am Montag.

1 Minute Pause

Triple-Satz Nr. 5 – Für einen flachen Bauch

(3 Runden)

Runde 1: Crunchys + Beinheben (5x Crunchy, 5x Beinheben im Wechsel) – 30 Sek. (30 Sek. Pause)

Runde 2: s. o. – 30 Sek. (30 Sek. Pause)

Runde 3: s. o. – 30 Sek. (30 Sek. Pause)

So geht's: Wiederholungen schneller ausführen, um ca. drei Wiederholungen mehr als Montag zu schaffen.

Afterburner

Intervalltraining: Sie können es auf dem Ergometer, Stepper, Crosser und Rudergerät ausführen.

2 Min. Warm-up

30 Sek. schnelles Intervall: so schnell wie möglich trainieren. Geben Sie richtig Gas!

60 Sek. langsames Intervall: ganz locker trainieren

30 Sek. schnelles Intervall: so schnell wie möglich trainieren. Geben Sie richtig Gas!

60 Sek. langsames Intervall: ganz locker trainieren

30 Sek. schnelles Intervall: so schnell wie möglich trainieren. Geben Sie richtig Gas!

60 Sek. langsames Intervall: ganz locker trainieren

30 Sek. schnelles Intervall: so schnell wie möglich trainieren. Geben Sie richtig Gas!

2 Min. Cool down

1 Minute Pause

Trinken Sie 250 ml Wasser und einen Figur-Shake (Eiweißshake)!

Noch mal zum Verständnis – So geht's:

1. Fatburnstarter (Intervalltraining) – 1x
2. Triple-Satz – Für schlanke Beine – 3 Runden
3. Triple-Satz – Für einen starken Rücken – 3 Runden
4. Triple-Satz – Für sportliche Schultern – 3 Runden
5. Triple-Satz – Für ein straffes Dekolleté – 3 Runden
6. Triple-Satz – Für einen flachen Bauch – 3 Runden
7. Afterburner (Intervalltraining) – 1x

Verbrennen Sie Ihr Fett und ernähren Sie Ihre Muskeln!

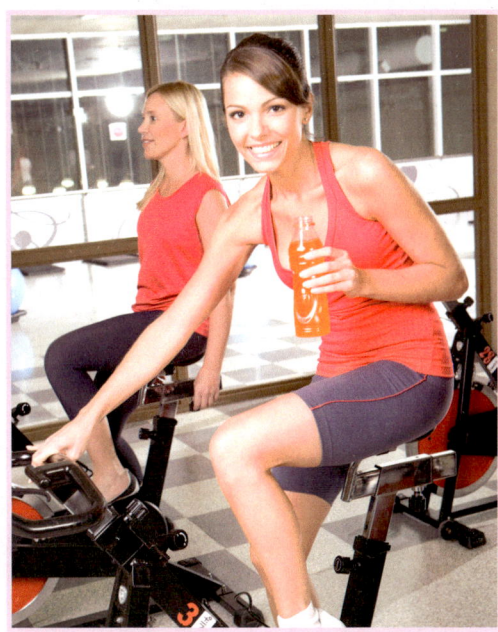

Zwischendurch unbedingt trinken!

FREITAG /TAG 3

Fatburnstarter (1 Runde)

Intervalltraining: Sie können es auf dem Ergometer, Stepper, Crosser und Rudergerät ausführen.

2 min Warm-up

30 Sek. schnelles Intervall: so schnell wie möglich trainieren. Geben Sie richtig Gas!

60 Sek. langsames Intervall: ganz locker trainieren

30 Sek. schnelles Intervall: so schnell wie möglich trainieren. Geben Sie richtig Gas!

60 Sek. langsames Intervall: ganz locker trainieren

30 Sek. schnelles Intervall: so schnell wie möglich trainieren. Geben Sie richtig Gas!

60 Sek. langsames Intervall: ganz locker trainieren

30 Sek. schnelles Intervall: so schnell wie möglich trainieren. Geben Sie richtig Gas!

2 Min. Cool down

1 Minute Pause

Trinken Sie 250 ml Wasser!

Triple-Satz Nr. 1 – Für schlanke Beine und einen knackigen Po (3 Runden)

Runde 1: Step-up-Bank + Reverse-Ausfallschritt + Kniebeuge mit Kurzhanteln + Kreuzheben mit durchgestrecktem Knie – 60 Sek. Belastung (30 Sek. Pause)

Runde 2: s. o. – 60 Sek. (30 Sek. Pause)

Runde 3: s. o. – 60 Sek. (30 Sek. Pause)

So geht's: Suchen Sie sich eine Flachbank und nehmen Sie je eine Kurzhantel (ca. 5 kg) in die Hand. Steigen Sie mit dem rechten Bein zuerst auf die Bank. Steigen Sie dann wieder ab. Wenn Sie mit beiden Füßen auf dem Boden stehen (Grundposition), gehen Sie mit dem rechten Fuß einen Schritt zurück (Reverse-Ausfallschritt). Wieder in die Grundposi-

tion und dann machen Sie eine Kniebeuge, gefolgt von einmal Kreuzheben mit durchgestrecktem Knie. Anschließend mit dem linken Fuß zuerst auf die Bank und dann mit links zurück. Immer abwechselnd. Pro Runde 60 Sekunden.

2 Minuten Pause

Triple-Satz Nr. 2 – Für einen starken und schönen Rücken (3 Runden)

Aufwärmen, Gewicht finden und los.

Runde 1: Latziehen (front) – 45 Sek. Belastung (10 Sek. Pause)

Runde 2: Gewicht um eine Scheibe reduzieren – 30 Sek. (10 Sek. Pause)

Runde 3: Gewicht um eine weitere Scheibe reduzieren – 45 Sek. (10 Sek. Pause)

So geht's: Startgewicht nicht weiter erhöhen. Wiederholungen langsam und konzentriert ausführen.

1 Minute Pause

Triple-Satz Nr. 3 – Für sportliche Schultern

(3 Runden)

Runde 1: Seitheben + Schulterdrücken mit Kurzhanteln – 45 Sek. Belastung (30 Sek. Pause)

Runde 2: s. o. – 45 Sek. (30 Sek. Pause)

Runde 3: s. o. – 45 Sek. (30 Sek. Pause)

So geht's: Gewicht nicht weiter erhöhen. Wiederholungen langsam und kontrolliert ausführen.

1 Minute Pause

Triple-Satz Nr. 4 – Für ein straffes Dekolleté

(3 Runden)

Runde 1: Bankdrücken + Fliegende mit Kurzhanteln – 45 Sek. (30 Sek. Pause)

Runde 2: s. o. – 45 Sek. (30 Sek. Pause)

Runde 3: s. o. – 45 Sek. (30 Sek. Pause)

So geht's: Gewicht nicht weiter erhöhen. Wiederholungen langsam und kontrolliert ausführen.

1 Minute Pause

Triple-Satz Nr. 5 – Für einen flachen Bauch

(3 Runden)

Runde 1: Crunchys + Beinheben (5x Crunchy, 5x Beinheben im Wechsel) – 45 Sek. (30 Sek. Pause)

Runde 2: s. o. – 45 Sek. (30 Sek. Pause)

Runde 3: s. o. – 45 Sek. (30 Sek. Pause)

So geht's: Wiederholungen langsam und kontrolliert ausführen.

Afterburner

Intervalltraining: Sie können es auf dem Ergometer, Stepper, Crosser und Rudergerät ausführen.

2 Min. Warm-up

30 Sek. schnelles Intervall: so schnell wie möglich trainieren. Geben Sie richtig Gas!

60 Sek. langsames Intervall: ganz locker trainieren

30 Sek. schnelles Intervall: so schnell wie möglich trainieren. Geben Sie richtig Gas!

60 Sek. langsames Intervall: ganz locker trainieren

30 Sek. schnelles Intervall: so schnell wie möglich trainieren. Geben Sie richtig Gas!

60 Sek. langsames Intervall: ganz locker trainieren

30 Sek. schnelles Intervall: so schnell wie möglich trainieren. Geben Sie richtig Gas!

2 Min. Cool down

1 Minute Pause

Trinken Sie 250 ml Wasser und einen Figur-Shake (Eiweißshake)!

Noch mal zum Verständnis – So geht's:

1. Fatburnstarter (Intervalltraining) – 1x
2. Triple-Satz – für schlanke Beine – 3 Runden
3. Triple-Satz – für einen starken Rücken – 3 Runden
4. Triple-Satz – für sportliche Schultern – 3 Runden
5. Triple-Satz – für ein straffes Dekolleté – 3 Runden
6. Triple-Satz – für einen flachen Bauch – 3 Runden
7. Afterburner (Intervalltraining) – 1x

Verbrennen Sie Ihr Fett und ernähren Sie Ihre Muskeln!

Motivations-Tipp:
Schlemmertag

Gönnen Sie sich an Ihrem Schlemmertag etwas Besonderes. Es muss ja nicht unbedingt etwas Süßes sein. Gehen Sie statt im Supermarkt auf dem Markt einkaufen oder beim Feinkosthändler. Laden Sie Freunde ein zum Kochabend (Ja, das kann richtig Spaß machen!). Ziehen Sie sich zum Abendessen schick an, einfach so, ohne besonderen Grund. Werden Sie zur Diva! Gehen Sie abends tanzen und flirten Sie, was das Zeug hält! Genießen Sie die Mahlzeiten vom Einkauf über die Zubereitung bis zum letzten Bissen. Fast Food zu schlingen, war gestern. Slow Food genießen, das ist der neue Trend!

Hinweise zu den Trainingsprogrammen

- Häufig bekomme ich die Frage gestellt, ob man nicht auch zu Hause trainieren könnte. Der Beitrag im Fitnessstudio wäre ja so teuer. Zur ersten Frage: Seien wir doch mal ganz ehrlich: Wer trainiert schon regelmäßig alleine zu Hause und hat das ganze Equipment, das ein gutes Fitnessstudio bietet? Das sind bestimmt nicht viele Personen. Außerdem fehlt es deutlich an Motivation. Die Couch ist doch so bequem. Und teuer ist der Beitrag im Fitnessstudio auch nicht. Sie können meist 365 Tage im Jahr an mindestens 12 Stunden pro Tag die Geräte, Kurse und andere Einrichtungen des Studios nutzen.

- Sämtliche Trainingsprogramme sind für fortgeschrittene figurbegeisterte Damen erstellt. Anfängerinnen mögen bitte die vom Trainer vorgeschlagenen Programme durchführen. Das Wichtigste allerdings ist die persönliche Betreuung im Fitnessstudio. Ihr Trainer sollte die Übungen kennen und Ihnen bei der richtigen Ausführung Hilfestellung leisten. Kein Buch der Welt kann eine Übung so gut erklären wie ihr Trainer. Wir haben daher in den meisten Fällen auf die genaue Übungsbeschreibung verzichtet. Fragen Sie Ihren Trainer nach der richtigen Ausführung, falls Sie Zweifel haben.

- Wenn Sie das Training gemäß Ihres Körpertyps ausführen, sollten Sie einmal pro Woche einen Fettverbrennungstag einlegen. Am besten absolvieren Sie an einem Tag der Woche das Freitagsprogramm des Superfettverbrennungsprogramms.

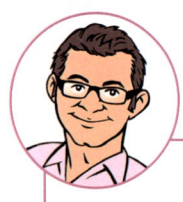

Mein Tipp: Trainieren Sie an drei Tagen nach dem Körpertypenprogramm und an einem Tag (dem Superburnertag) das Superfettverbrennungsprogramm.

Für den ausgewogenen Körpertyp

Führen Sie die Wochenpläne mit der angegebenen Steigerung durch. Am Samstag absolvieren Sie das Freitagsprogramm des Superfettverbrennungsprogramms. Nach Abschluss des sechswöchenigen Zyklus' machen Sie eine Woche Pause. Führen Sie dann im Wechsel zwei Wochen lang das Poliftingprogramm durch.

Z. B. Montag: Programm 1 des Poliftingprogramms
Mittwoch: Das Superfettverbrennungsprogramm – Superburnertag
Freitag: Programm 2 des Poliftingprogramms

Für den sportlichen Körpertyp

Tag 1 – Trainingstag 1: Brust und Bizeps
Tag 2 – Trainingsfrei
Tag 3 – Trainingstag 2: Rücken und hintere Schulter
Tag 4 – Trainingsfrei
Tag 5 – Trainingstag 3: Schulter und Trizeps
Tag 6 – Trainingsfrei
Tag 7 – Trainingstag 4: Beine und Bauch
Tag 8 – Trainingsfrei
Tag 9 – Superfettverbrennungsprogramm (Superburnertag)
Tag 10 – Trainingstag 1: Brust und Bizeps   **Usw.**
Nach acht Wochen: Führen Sie zwei Wochen lang das Poliftingprogramm durch.
Z. B. Montag: Programm 1 des Poliftingprogramms
Mittwoch: Das Superfettverbrennungsprogramm (Superburnertag)
Freitag: Programm 2 des Poliftingprogramms

Für den ausgeprägten Körpertyp

Tag 1 – Trainingstag 1: Brust und Rücken
Tag 2 – Trainingsfrei
Tag 3 – Trainingstag 3: Beine und Bauch
Tag 4 – Trainingsfrei
Tag 5 – Trainingstag 5: Schultern und Arme
Tag 6 – Trainingsfrei
Tag 7 – Trainingstag 7: Superfettverbrennungsprogramm (Superburnertag)
Tag 8 – Trainingsfrei
Tag 9 – Trainingstag 1: Brust und Rücken   **Usw.**
Nach acht Wochen: Führen Sie zwei Wochen lang das Poliftingprogramm durch.
Z. B. Montag: Programm 1 des Poliftingprogramms
Mittwoch: Das Superfettverbrennungsprogramm (Superburnertag)
Freitag: Programm 2 des Poliftingprogramms

Abkürzungen: KH = Kurzhantel, TE = Trainingseinheit, WH = Wiederholung, SZ-Hantel = Curl-Hantel

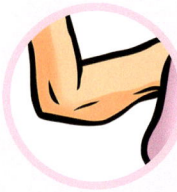

Training – Ausgewogener Körpertyp

Frauen des ausgewogenen Körpertyps müssen ihrem Körper in jeder Trainingseinheit neue Reize geben. Deshalb wird jedes Training intensiver als das Training davor, so wird es auch nie langweilig.

Mit der progressiven Erhöhung der Belastung müssen Sie auch progressiv die Wiederholungsanzahl verringern, um den ganzen Nutzen des Straffungstrainings zu erhalten. Es ist empfehlenswert, die Wiederholungsanzahl in wöchentliche Blöcke aufzuteilen, d. h., dass Sie in der 1. Woche 25 WH ausführen. In der 2. Woche 20 WH, in der 3. Woche 15 WH, in der 4. Woche 12 WH, in der 5. Woche 10 WH und in der 6. Woche 6–8 WH. Optional schließen sich weitere zwei Wochen mit 6–8 WH an. Im Gegenzug zu der Verringerung der Wiederholungszahlen steigt das Trainingsgewicht. Danach folgt eine Pause von 9–14 Tagen.

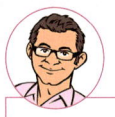

Planen Sie drei Trainingseinheiten dazu ein, das richtige Gewicht zu finden.

Beim Straffungstraining werden pro Muskelgruppe 3 Mal pro Woche nur 1–2 Übungen mit 1–2 Sätzen ausgeführt. Die Satzanzahl ist angepasst an die Frequenz, die benötigt wird, um Hypertrophie (Wachstum) und Straffung auszulösen. Sollten Sie nach einer Woche keine Fortschritte erzielt haben, reduzieren Sie das Trainingsvolumen, indem Sie die Anzahl der Trainingssätze reduzieren und z. B. eine Übung weglassen. Der Umfang der Trainingssätze pro Trainingseinheit für den ganzen Körper sollte aber 18–20 Sätze nicht überschreiten und das Training sollte nach 45–60 Minuten beendet sein. Wichtig ist, dass in den wöchentlichen Zyklen nur in der letzten Trainingseinheit bis zum Muskelversagen trainiert wird. In jeder Trainingseinheit sollte das Gewicht gesteigert werden, bis Sie zum Ende des wöchentlichen Zyklus' hin Ihr Maximalgewicht erreicht haben.

In der Regel wird für den Unterkörper und Oberkörper am Anfang eines Wochenzyklus' mit einem Starttrainingsgewicht begonnen. Empfehlenswert ist eine Steigerung je Einheit für den Unterkörper von 2,5–5 kg und für den Oberkörper von 1–2,5 kg.

Bewegungsgeschwindigkeit (Kadenz): Zwei Sekunden runter, zwei Sekunden hoch. Flüssiger Bewegungsablauf.

Wiederholungszahlen für die wöchentlichen Zyklen:

Woche 1: 25 WH	Woche 2: 20 WH	Woche 3: 15 WH
Woche 4: 12 WH	Woche 5: 10 WH	Woche 6: 6–8 WH

Woche 1 (Trainingeinheit 1):
Trainingsgewicht = Ein Gewicht, das Ihnen ohne extreme Anstrengung 25 WH ermöglicht.
Woche 1 (Trainingseinheit 2):
Trainingsgewicht = Ein Gewicht, das Ihnen mit etwas mehr Anstrengung 25 WH ermöglicht.
Trainingsgewichtsteigerung Unterkörper = + 2,5–5 kg
Trainingsgewichtsteigerung Oberkörper = + 1–2,5 kg
Woche 1 (Trainingseinheit 3):
Trainingsgewicht = Ein Gewicht, das Ihnen mit maximaler Anstrengung 25 WH ermöglicht.
Trainingsgewichtsteigerung Unterkörper = + 2,5–5 kg
Trainingsgewichtsteigerung Oberkörper = + 1–2,5 kg

WOCHE **1**

Woche 1					
Übung	Sätze	WH	Gewicht TE 1	Gewicht TE 2	Gewicht TE 3
Kniebeuge mit Langhantel *(Abb. 35, S. 119)*	2	25			
Kreuzheben mit durchgestreckten Beinen *(Abb. 25, S. 114)*	1	25			
Schrägbankdrücken mit Kurzhanteln *(Abb. 1, S. 108)*	2	25			
Langhantelrudern, vorgebeugt *(Abb. 9, S. 110)*	2	25			
Latziehen vor die Brust (breiter Griff) *(Abb. 10, S. 110)*	1	25			
Nackendrücken mit Kurzhanteln *(Abb. 17, S. 112)*	2	25			
Langhantelcurls	2	25			
Trizepsdrücken am Turm *(Abb. 19, S. 112)*	2	25			
Bauchmaschine	2	25			
Wadenheben im Stehen *(Abb. 27, S. 115)*	2	25			

Woche 2 (Trainingseinheit 1):
Trainingsgewicht = Ein Gewicht, das Ihnen ohne extreme Anstrengung 20 WH ermöglicht.
Woche 2 (Trainingseinheit 2):
Trainingsgewicht = Ein Gewicht, das Ihnen mit etwas mehr Anstrengung 20 WH ermöglicht.
Trainingsgewichtsteigerung Unterkörper = + 2,5–5 kg
Trainingsgewichtsteigerung Oberkörper = + 1–2,5 kg
Woche 2 (Trainingseinheit 3):
Trainingsgewicht = Ein Gewicht, das Ihnen mit maximaler Anstrengung 20 WH ermöglicht.
Trainingsgewichtsteigerung Unterkörper = + 2,5–5 kg
Trainingsgewichtsteigerung Oberkörper = + 1–2,5 kg

WOCHE **2**

Woche 2					
Übung	Sätze	WH	Gewicht TE 1	Gewicht TE 2	Gewicht TE 3
Kniebeuge mit Langhantel	2	20			
Kreuzheben mit durchgestreckten Beinen	1	20			
Schrägbankdrücken mit Kurzhanteln	2	20			
Langhantelrudern, vorgebeugt	2	20			
Latziehen vor die Brust (breiter Griff)	1	20			
Nackendrücken mit Kurzhanteln	2	20			
Langhantelcurls	2	20			
Trizepsdrücken am Turm	2	20			
Bauchmaschine	2	20			
Wadenheben im Stehen	2	20			

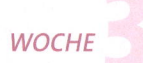 WOCHE 3

Woche 3 (Trainingseinheit 1):
Trainingsgewicht = Ein Gewicht, das Ihnen ohne extreme Anstrengung 15 WH ermöglicht.
Woche 3 (Trainingseinheit 2):
Trainingsgewicht = Ein Gewicht, das Ihnen mit etwas mehr Anstrengung 15 WH ermöglicht.
Trainingsgewichtsteigerung Unterkörper = + 2,5–5 kg
Trainingsgewichtsteigerung Oberkörper = + 1–2,5 kg
Woche 3 (Trainingseinheit 3):
Trainingsgewicht = Ein Gewicht, das Ihnen mit maximaler Anstrengung 15 WH ermöglicht.
Trainingsgewichtsteigerung Unterkörper = + 2,5–5 kg
Trainingsgewichtsteigerung Oberkörper = + 1–2,5 kg

Woche 3					
Übung	Sätze	WH	Gewicht TE 1	Gewicht TE 2	Gewicht TE 3
Kniebeuge mit Langhantel	2	15			
Kreuzheben mit durchgestreckten Beinen	1	15			
Schrägbankdrücken mit Kurzhanteln	2	15			
Langhantelrudern, vorgebeugt	2	15			
Latziehen vor die Brust (breiter Griff)	1	15			
Nackendrücken mit Kurzhanteln	2	15			
Langhantelcurls	2	15			
Trizepsdrücken am Turm	2	15			
Bauchmaschine	2	15			
Wadenheben im Stehen	2	15			

Woche 4 (Trainingseinheit 1):
Trainingsgewicht = Ein Gewicht, das Ihnen ohne extreme Anstrengung 12 WH ermöglicht.

Woche 4 (Trainingseinheit 2):
Trainingsgewicht = Ein Gewicht, das Ihnen mit etwas mehr Anstrengung 12 WH ermöglicht.
Trainingsgewichtsteigerung Unterkörper = + 2,5–5 kg
Trainingsgewichtsteigerung Oberkörper = + 1–2,5 kg
Woche 4 (Trainingseinheit 3):
Trainingsgewicht = Ein Gewicht, das Ihnen mit maximaler Anstrengung 12 WH ermöglicht.
Trainingsgewichtsteigerung Unterkörper = + 2,5–5 kg
Trainingsgewichtsteigerung Oberkörper = + 1–2,5 kg

Woche 4					
Übung	Sätze	WH	Gewicht TE 1	Gewicht TE 2	Gewicht TE 3
Kniebeuge mit Langhantel	2	12			
Kreuzheben mit durchgestreckten Beinen	1	12			
Schrägbankdrücken mit Kurzhanteln	2	12			
Langhantelrudern, vorgebeugt	2	12			
Latziehen vor die Brust (breiter Griff)	1	12			
Nackendrücken mit Kurzhanteln	2	12			
Langhantelcurls	2	12			
Trizepsdrücken am Turm	2	12			
Bauchmaschine	2	12			
Wadenheben im Stehen	2	12			

Woche 5 (Trainingseinheit 1):
Trainingsgewicht = Ein Gewicht, das Ihnen ohne extreme Anstrengung 10 WH ermöglicht.

Woche 5 (Trainingseinheit 2):
Trainingsgewicht = Ein Gewicht, das Ihnen mit etwas mehr Anstrengung 10 WH ermöglicht.
Trainingsgewichtsteigerung Unterkörper = + 2,5–5 kg
Trainingsgewichtsteigerung Oberkörper = + 1–2,5 kg
Woche 5 (Trainingseinheit 3):
Trainingsgewicht = Ein Gewicht, das Ihnen mit maximaler Anstrengung 10 WH ermöglicht.
Trainingsgewichtsteigerung Unterkörper = + 2,5–5 kg
Trainingsgewichtsteigerung Oberkörper = + 1–2,5 kg

Woche 5					
Übung	Sätze	WH	Gewicht TE 1	Gewicht TE 2	Gewicht TE 3
Kniebeuge mit Langhantel	2	10			
Kreuzheben mit durchgestreckten Beinen	1	10			
Schrägbankdrücken mit Kurzhanteln	2	10			
Langhantelrudern, vorgebeugt	2	10			
Latziehen vor die Brust (breiter Griff)	1	10			
Nackendrücken mit Kurzhanteln	2	10			
Langhantelcurls	2	10			
Trizepsdrücken am Turm	2	10			
Bauchmaschine	2	10			
Wadenheben im Stehen	2	10			

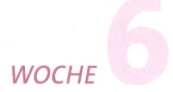

WOCHE 6

Woche 6 (Trainingseinheit 1):

Trainingsgewicht = Ein Gewicht, das Ihnen ohne extreme Anstrengung 6–8 WH ermöglicht.

Woche 6 (Trainingseinheit 2):

Trainingsgewicht = Ein Gewicht, das Ihnen mit etwas mehr Anstrengung 6–8 WH ermöglicht.

Trainingsgewichtsteigerung Unterkörper = + 2,5 5 kg

Trainingsgewichtsteigerung Oberkörper = + 1–2,5 kg

Woche 6 (Trainingseinheit 3):

Trainingsgewicht = Ein Gewicht, das Ihnen mit maximaler Anstrengung 6–8 WH ermöglicht.

Trainingsgewichtsteigerung Unterkörper = + 2,5–5 kg

Trainingsgewichtsteigerung Oberkörper = + 1–2,5 kg

Woche 6					
Übung	Sätze	WH	Gewicht TE 1	Gewicht TE 2	Gewicht TE 3
Kniebeuge mit Langhantel	2	6–8			
Kreuzheben mit durchgestreckten Beinen	1	6–8			
Schrägbankdrücken mit Kurzhanteln	2	6–8			
Langhantelrudern, vorgebeugt	2	6–8			
Latziehen vor die Brust (breiter Griff)	1	6–8			
Nackendrücken mit Kurzhanteln	2	6–8			
Langhantelcurls	2	6–8			
Trizepsdrücken am Turm	2	6–8			
Bauchmaschine	2	6–8			
Wadenheben im Stehen	2	6–8			

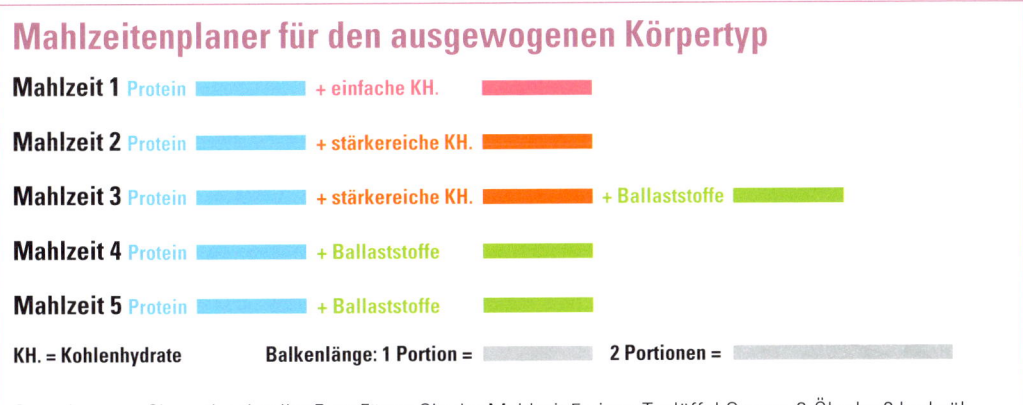

Mahlzeitenplaner für den ausgewogenen Körpertyp

Mahlzeit 1 Protein ▬▬▬ + einfache KH. ▬▬▬

Mahlzeit 2 Protein ▬▬▬ + stärkereiche KH. ▬▬▬

Mahlzeit 3 Protein ▬▬▬ + stärkereiche KH. ▬▬▬ + Ballaststoffe ▬▬▬

Mahlzeit 4 Protein ▬▬▬ + Ballaststoffe ▬▬▬

Mahlzeit 5 Protein ▬▬▬ + Ballaststoffe ▬▬▬

KH. = Kohlenhydrate   **Balkenlänge: 1 Portion =** ▬   **2 Portionen =** ▬▬

So verbrennen Sie noch schneller Fett: Fügen Sie der Mahlzeit 5 einen Teelöffel Omega-3-Öl oder 3 Lachsöl-kapseln hinzu.

Tipp: Omega-3-Öl gibt es in der Apotheke in der Flasche zu kaufen. Die Firma heißt Lamotte.

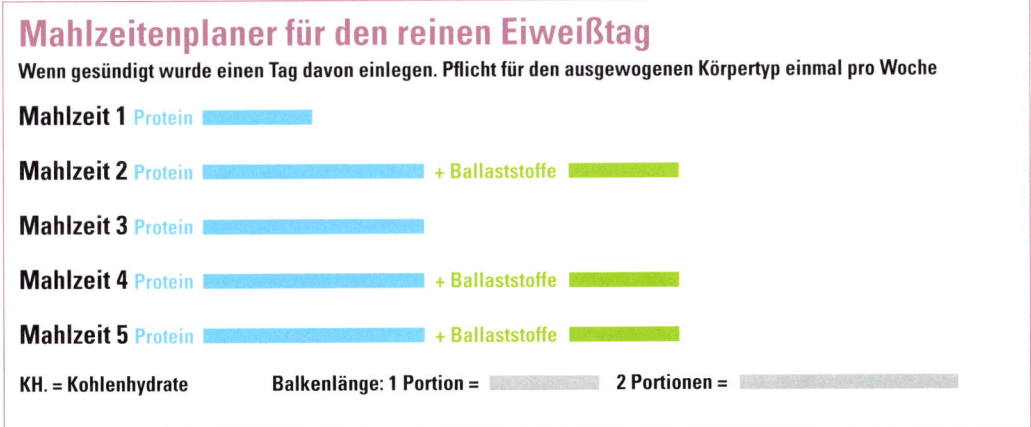

Mahlzeitenplaner für den reinen Eiweißtag

Wenn gesündigt wurde einen Tag davon einlegen. Pflicht für den ausgewogenen Körpertyp einmal pro Woche

Mahlzeit 1 Protein ▬▬▬

Mahlzeit 2 Protein ▬▬▬ + Ballaststoffe ▬▬▬

Mahlzeit 3 Protein ▬▬▬

Mahlzeit 4 Protein ▬▬▬ + Ballaststoffe ▬▬▬

Mahlzeit 5 Protein ▬▬▬ + Ballaststoffe ▬▬▬

KH. = Kohlenhydrate   **Balkenlänge: 1 Portion =** ▬   **2 Portionen =** ▬▬

Einen Ernährungsbaukasten mit den besten Figurlebensmitteln und ihren Funktionen im Körper finden Sie auf der hinteren Umschlaginnenseite.

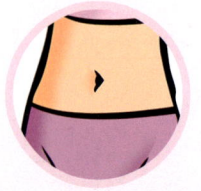

Training – Sportlicher Körpertyp

Frauen des sportlichen Körpertyps benötigen nur wenige Sätze, um schnelle Fortschritte zu machen. Auch die Pausen können länger gestaltet werden. Ca. 1–2 Minuten zwischen den mittelschweren und schweren Sätzen.

Trainingsprogramm 1: Brust und Bizeps

Brust:

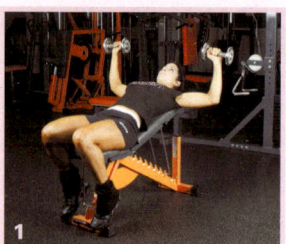

1) Schrägbankdrücken mit Kurzhanteln	Kadenz	TUT	Gewicht
1. Satz: 15 WH (zum Aufwärmen)	(2/0/1)	45 Sek.	
2. Satz: 15 WH (zum Aufwärmen)	(2/0/1)	45 Sek.	
3. Satz: 12 WH (mittelschwer)	(2/0/1)	36 Sek.	
4. Satz: 8 WH (schwer)	(2/0/1)	24 Sek.	

Abb. 1: Für eine straffe Brust. Die Arme nur bis zu einem Winkel von 90 Grad herunterführen.

Abb. 2: Die Hanteln nicht ganz zusammenführen. In der oberen Position die Brust anspannen.

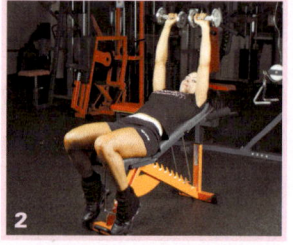

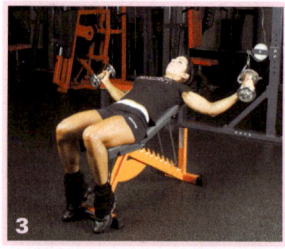

2) Fliegende auf der Schrägbank	Kadenz	TUT	Gewicht
1. Satz: 15 WH (zum Aufwärmen)	(2/0/1)	45 Sek.	
2. Satz: 15 WH (mittelschwer)	(2/0/1)	45 Sek.	
3. Satz: 15 WH (mittelschwer)	(2/0/1)	45 Sek.	

Abb. 3: Die Arme nur so weit herunterführen, dass die Brust nicht überdehnt wird.

Abb. 4: In der oberen Position die Hanteln nicht ganz zusammenführen, die Brust anspannen.

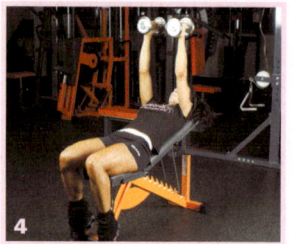

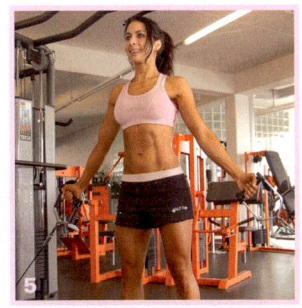

3) Kabelcrossover von unten	Kadenz	TUT	Gewicht
1. Satz: 15 WH (mittelschwer)	(2/0/1)	45 Sek.	
2. Satz: 20 WH (mittelschwer)	(2/0/1)	60 Sek.	

Abb. 5: Arme gestreckt lassen und nach oben führen.

Abb. 6: Die Arme bis zum Kinn gestreckt hochheben und kurz anspannen.

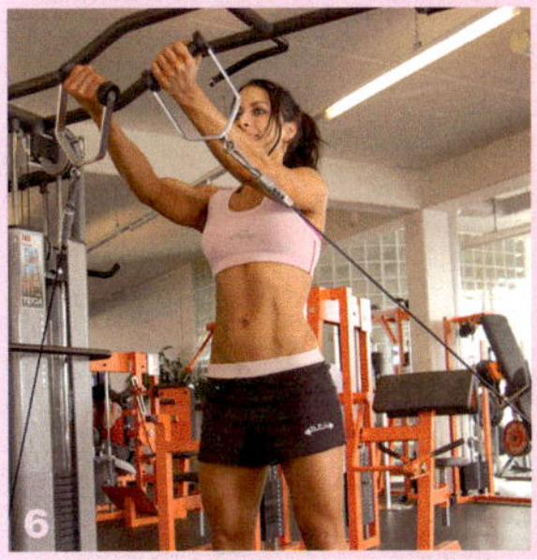

Bizeps:

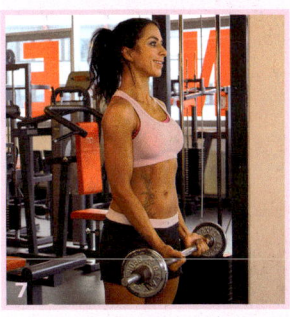

1) Bizepscurls mit SZ-Stange	Kadenz	TUT	Gewicht
1. Satz: 15 WH (zum Aufwärmen)	(2/0/1)	45 Sek.	
2. Satz: 15 WH (zum Aufwärmen)	(2/0/1)	45 Sek.	
3. Satz: 15 WH (mittelschwer)	(2/0/1)	45 Sek.	
4. Satz: 10 WH (mittelschwer)	(2/0/1)	30 Sek.	

Abb. 7: Die Stange so fest umfassen, als ob Sie sie zerdrücken wollten. So ist der Arm immer angespannt.

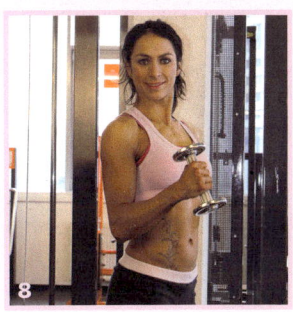

2) Hammercurls	Kadenz	TUT	Gewicht
1. Satz: 15 WH (zum Aufwärmen)	(2/0/1)	45 Sek.	
2. Satz: 12 WH (mittelschwer)	(2/0/1)	36 Sek.	
3. Satz: 20 WH (mittelschwer)	(2/0/1)	60 Sek.	

Abb. 8: Die Hantel nicht ganz bis nach oben ziehen. Sie müssen immer Spannung im Bizeps spüren

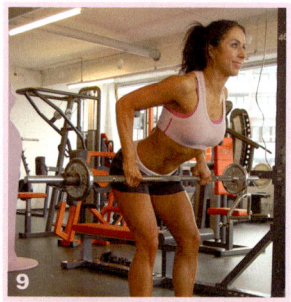

Trainingsprogramm 2: Rücken und hintere Schulter

Rücken:

1) Langhantelrudern	Kadenz	TUT	Gewicht
1. Satz: 15 WH (zum Aufwärmen)	(2/0/1)	45 Sek.	
2. Satz: 15 WH (zum Aufwärmen)	(2/0/1)	45 Sek.	
3. Satz: 15 WH (mittelschwer)	(2/0/1)	45 Sek.	
4. Satz: 10 WH (schwer)	(2/0/1)	30 Sek.	

Abb. 9: Ziehen Sie die Stange so weit wie möglich zum Bauchnabel. Nicht unter die Brust.

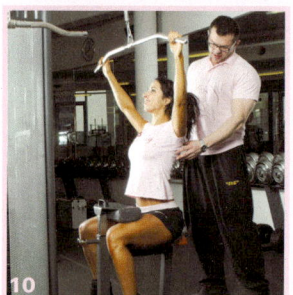

2) Latziehen vor der Brust, breit	Kadenz	TUT	Gewicht
1. Satz: 15 WH (zum Aufwärmen)	(2/0/1)	45 Sek.	
2. Satz: 12 WH (mittelschwer)	(2/0/1)	36 Sek.	
3. Satz: 12 WH (mittelschwer)	(2/0/1)	36 Sek.	

Abb. 10: Spannen Sie den Rückenmuskel an, bevor Sie die Stange herunterziehen. Erst dann wird die Stange heruntergezogen.

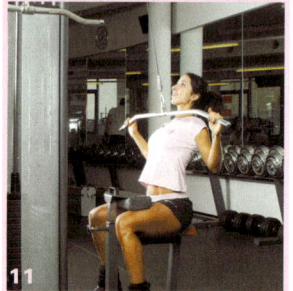

Abb. 11: Fallen Sie etwas ins Hohlkreuz und spannen Sie den Rücken bewusst an.

4) Latziehen, eng	Kadenz	TUT	Gewicht
1. Satz: 15 WH (zum Aufwärmen)	(2/0/1)	45 Sek.	
2. Satz: 12 WH (mittelschwer)	(2/0/1)	36 Sek.	
3. Satz: 12 WH (mittelschwer)	(2/0/1)	36 Sek.	

Abb. 12: Tipp: Legen Sie den Daumen außerhalb des Griffes ab. So können Sie besser den Rücken anspannen.

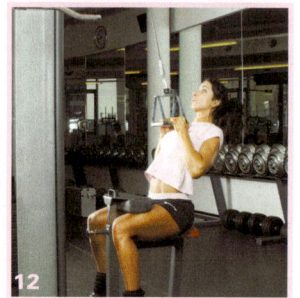

5) Hyperextension	Kadenz	TUT	Gewicht
1. Satz: 15 WH	(2/0/1)	45 Sek.	
2. Satz: 20 WH	(2/0/1)	36 Sek.	

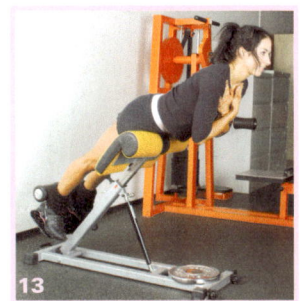

Abb. 13: Bitte nicht den Rücken überstrecken.

Hintere Schulter:

1) Butterfly reverse	Kadenz	TUT	Gewicht
1. Satz: 15 WH (zum Aufwärmen)	(2/0/1)	45 Sek.	
2. Satz: 15 WH (mittelschwer)	(2/0/1)	45 Sek.	
3. Satz: 20 WH (mittelschwer)	(2/0/1)	60 Sek.	

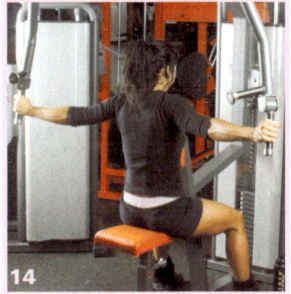

Abb. 14: Die Ellenbogen müssen in Schulterhöhe sein.

Trainingsprogramm 3: Schulter und Trizeps

Schulter:

1) Seitheben mit Kurzhanteln	Kadenz	TUT	Gewicht
1. Satz: 15 WH (zum Aufwärmen)	(2/0/1)	45 Sek.	
2. Satz: 15 WH (zum Aufwärmen)	(2/0/1)	45 Sek.	
3. Satz: 15 WH (mittelschwer)	(2/0/1)	45 Sek.	
4. Satz: 12 WH (mittelschwer)	(2/0/1)	36 Sek.	

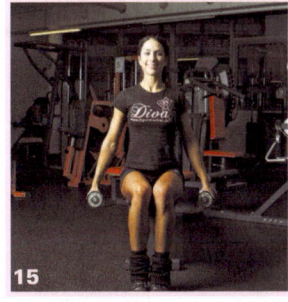

Abb. 15: Halten Sie die Hanteln in der unteren Position in Spannung. Also etwas vom Körper weg.

Abb. 16: Die Ellenbogen sollten etwas höher sein als die Hände.

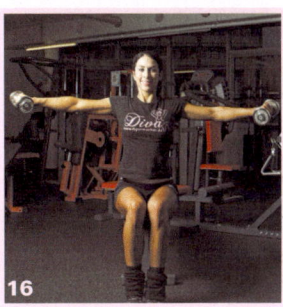

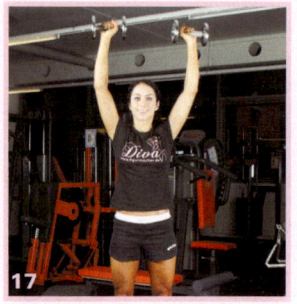

2) Nackendrücken mit Kurzhanteln	Kadenz	TUT	Gewicht
1. Satz: 15 WH (zum Aufwärmen)	(2/0/1)	45 Sek.	
2. Satz: 15 WH (zum Aufwärmen)	(2/0/1)	45 Sek.	
3. Satz: 12 WH (mittelschwer)	(2/0/1)	36 Sek.	
4. Satz: 8–10 WH (mittelschwer)	(2/0/1)	14–30 Sek.	

Abb. 17: Die Hanteln nicht ganz zusammenführen, sondern immer auf Spannung halten.

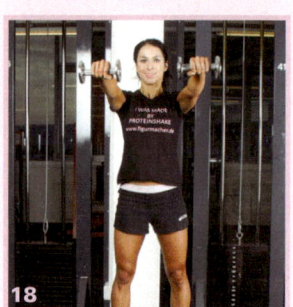

3) Frontheben mit Kurzhanteln	Kadenz	TUT	Gewicht
1. Satz: 15 WH (zum Aufwärmen)	(2/0/1)	45 Sek.	
2. Satz: 12 WH (mittelschwer)	(2/0/1)	36 Sek.	
3. Satz: 10 WH (mittelschwer)	(2/0/1)	30 Sek.	

Abb. 18: Die Hanteln sollten bis in Kinnhöhe gehoben werden.

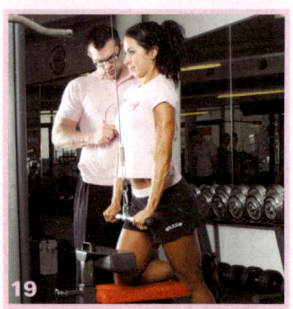

Trizeps:

1) Trizepsdrücken am Turm, gerade Stange	Kadenz	TUT	Gewicht
1. Satz: 15 WH (zum Aufwärmen)	(2/0/1)	45 Sek.	
2. Satz: 15 WH (zum Aufwärmen)	(2/0/1)	45 Sek.	
3. Satz: 15 WH (mittelschwer)	(2/0/1)	45 Sek.	
4. Satz: 12 WH (mittelschwer)	(2/0/1)	36 Sek.	

Abb. 19: In der untersten Position den Trizeps anspannen und den Ellenbogen leicht nach außen drehen.

2) Kickbacks mit Kurzhanteln	Kadenz	TUT	Gewicht
1. Satz: 15 WH (zum Aufwärmen)	(2/0/1)	45 Sek.	
2. Satz: 15 WH (mittelschwer)	(2/0/1)	45 Sek.	

Abb. 20: Nur die Unterarme bewegen sich, die Oberarme bleiben in Position.

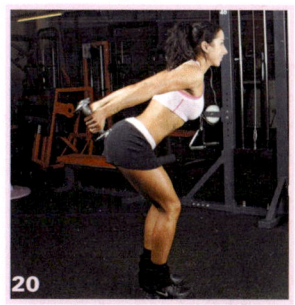

Trainingsprogramm 4: Beine und Bauch

Quadrizeps:

1) Kniebeuge mit Kurzhanteln	Kadenz	TUT	Gewicht
1. Satz: 15 WH (zum Aufwärmen)	(2/0/1)	45 Sek.	
2. Satz: 15 WH (zum Aufwärmen)	(2/0/1)	45 Sek.	
3. Satz: 12 WH (mittelschwer)	(2/0/1)	36 Sek.	
4. Satz: 12 WH (mittelschwer)	(2/0/1)	36 Sek.	

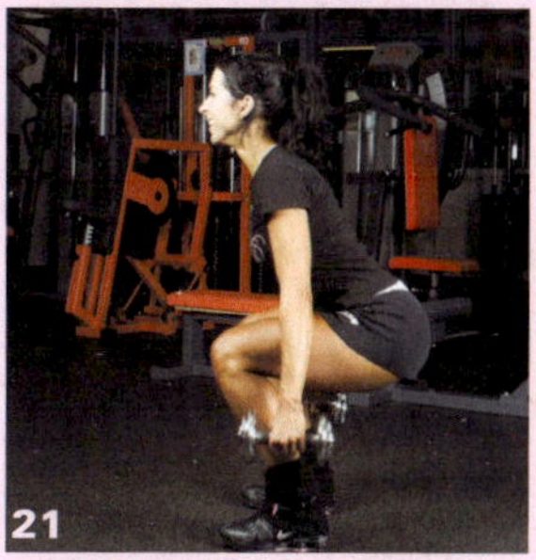

Abb. 21: Bringen Sie beim Aufrichten Druck auf die Hacken. Dann geht die Übung mehr auf den Po.

2) Beinpressen 45°, enge Fußstellung	Kadenz	TUT	Gewicht
1. Satz: 15 WH (zum Aufwärmen)	(2/0/1)	45 Sek.	
2. Satz: 12 WH (mittelschwer)	(2/0/1)	36 Sek.	

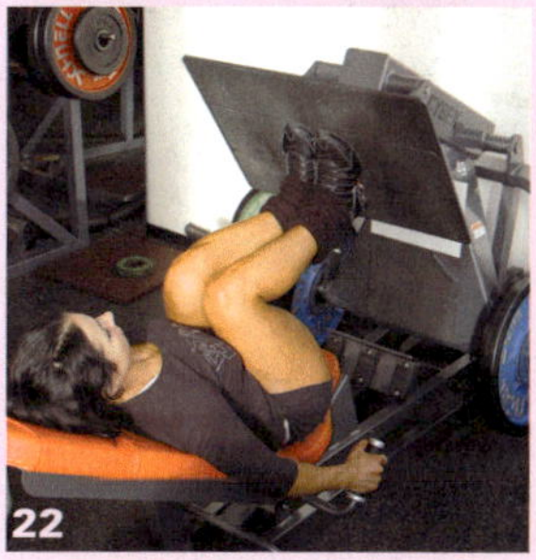

Abb. 22: Auch hier Druck auf die Hacken geben.

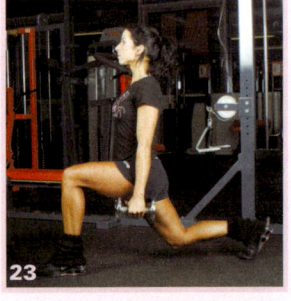

3) Ausfallschritte mit Kurzhanteln	Kadenz	TUT	Gewicht
1. Satz: 15 WH (mittelschwer)	(2/0/1)	45 Sek.	
2. Satz: 10 WH (mittelschwer)	(2/0/1)	30 Sek.	

Abb. 23: Bevor Sie aufstehen, fest den Po anspannen und die Spannung halten.

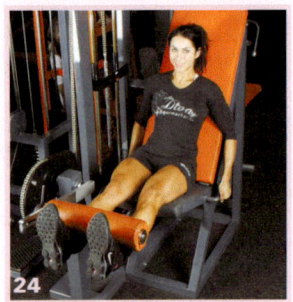

4) Beinstrecken	Kadenz	TUT	Gewicht
1. Satz: 15 WH (mittelschwer)	(2/0/1)	45 Sek.	
2. Satz: 15 WH (mittelschwer)	(2/0/1)	45 Sek.	

Abb. 24: Wechseln Sie regelmäßig die Fußstellung.

Beinbizeps:

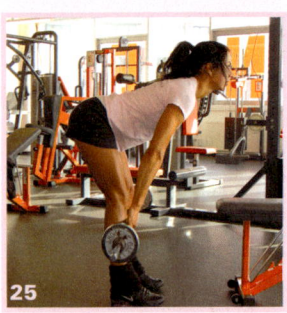

1) Beincurls im Stehen oder alternativ Kreuzheben mit durchgestreckten Beinen	Kadenz	TUT	Gewicht
1. Satz: 15 WH (zum Aufwärmen)	(2/0/1)	45 Sek.	
2. Satz: 15 WH (mittelschwer)	(2/0/1)	45 Sek.	
3. Satz: 15 WH (schwer)	(2/0/1)	45 Sek.	

Abb. 25: Beine durchstrecken und beim Aufrichten Druck auf den Beinbizeps bringen.

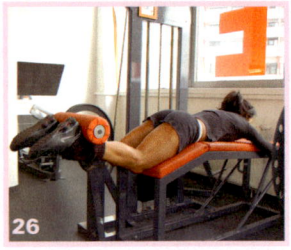

2) Beincurls im Liegen	Kadenz	TUT	Gewicht
1. Satz: 15 WH (zum Aufwärmen)	(2/0/1)	45 Sek.	
2. Satz: 15 WH (mittelschwer)	(2/0/1)	45 Sek.	
3. Satz: 15 WH (mittelschwer)	(2/0/1)	45 Sek.	

Abb. 26: Nicht zu hoch ziehen. Es soll immer Spannung auf der Beinrückseite vorhanden sein.

Waden:

1) Wadenheben stehend	Kadenz	TUT	Gewicht
1. Satz: 15 WH (zum Aufwärmen)	(2/0/1)	45 Sek.	
2. Satz: 15 WH (mittelschwer)	(2/0/1)	45 Sek.	

Abb. 27: Waden in der obersten Position fest anspannen.

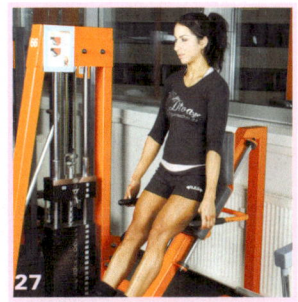

Bauchtraining:

Das Bauchtraining wird 2 Mal pro Woche ausgeführt

1) Crunches	Kadenz	TUT	Gewicht
1. Satz: 20 WH (mittelschwer)	(2/0/1)	60 Sek.	
2. Satz: 20 WH (mittelschwer)	(2/0/1)	60 Sek.	
3. Satz: 20 WH (mittelschwer)	(2/0/1)	60 Sek.	

Abb. 28: Kinn auf die Brust legen und immer bewusst den Bauch anspannen.

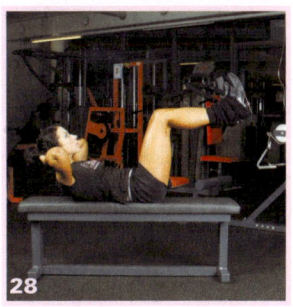

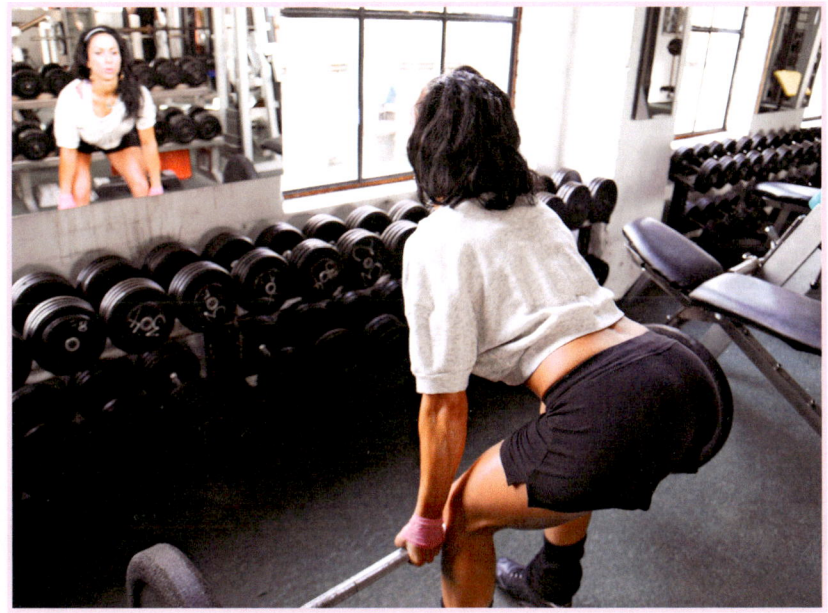

Po raus, Schultern zurück.

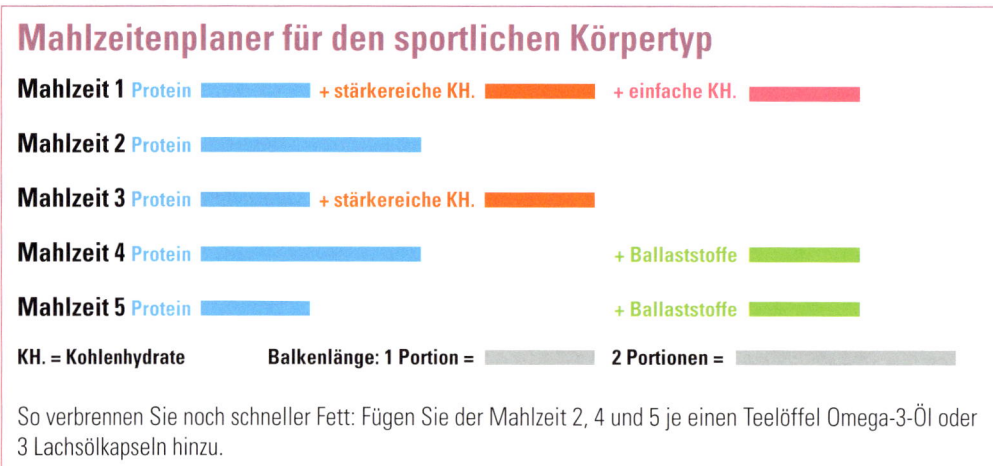

Mahlzeitenplaner für den sportlichen Körpertyp

Mahlzeit 1 Protein + stärkereiche KH. + einfache KH.

Mahlzeit 2 Protein

Mahlzeit 3 Protein + stärkereiche KH.

Mahlzeit 4 Protein + Ballaststoffe

Mahlzeit 5 Protein + Ballaststoffe

KH. = Kohlenhydrate   Balkenlänge: 1 Portion =   2 Portionen =

So verbrennen Sie noch schneller Fett: Fügen Sie der Mahlzeit 2, 4 und 5 je einen Teelöffel Omega-3-Öl oder 3 Lachsölkapseln hinzu.

Tipp: Omega-3-Öl gibt es in der Apotheke in der Flasche zu kaufen. Die Firma heißt Lamotte.

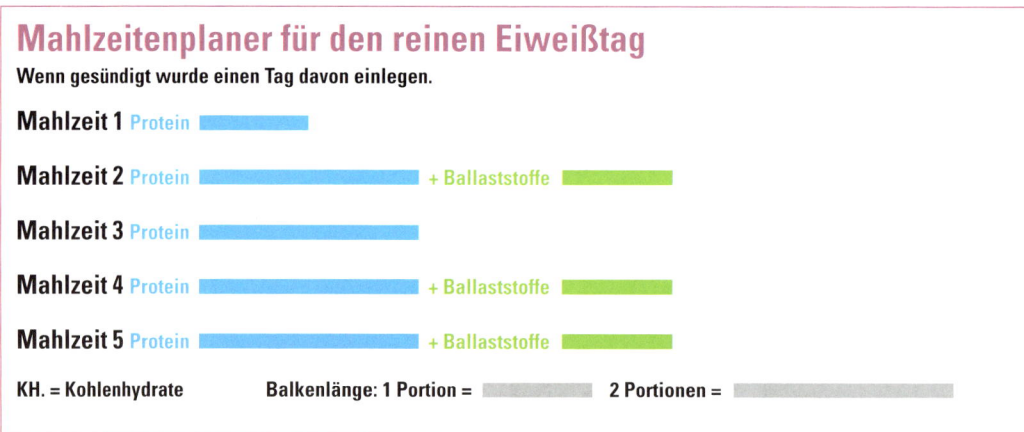

Mahlzeitenplaner für den reinen Eiweißtag

Wenn gesündigt wurde einen Tag davon einlegen.

Mahlzeit 1 Protein

Mahlzeit 2 Protein + Ballaststoffe

Mahlzeit 3 Protein

Mahlzeit 4 Protein + Ballaststoffe

Mahlzeit 5 Protein + Ballaststoffe

KH. = Kohlenhydrate   Balkenlänge: 1 Portion =   2 Portionen =

Einen Ernährungsbaukasten mit den besten Figurlebensmitteln und ihren Funktionen im Körper finden Sie auf der hinteren Umschlaginnenseite.

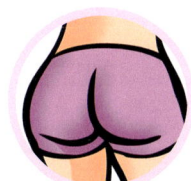

Training – Ausgeprägter Körpertyp

Bei dem Training für den ausgeprägt weiblichen Typ handelt es sich um ein zeitsparendes Intervalltraining mit Gewichten, welches sehr effektiv für den Fettabbau und gleichzeitig auch für den Muskelaufbau ist. Anders als beim typischen Zirkeltraining für den ganzen Körper werden hier die Muskeln im 3er-Split trainiert, was sehr viele Kalorien verbrennt, einen sehr hohen Nachbrenneffekt besitzt und dadurch die Fettverbrennung auch noch Stunden nach dem Training forciert.

Die Pausen zwischen den Sätzen werden sehr kurz gehalten. Dadurch kommt es zu einer Zunahme der Laktatproduktion, welche eine erhöhte Wachstumshormonausschüttung zur Folge hat. Wachstumshormone wiederum erhöhen die Fettverbrennung.

Die Übungen eines Muskels werden hintereinander ausgeführt, ähnlich einem Supersatz, nur mit einer minimalen Pause zwischen den Sätzen – je nach körperlicher Fitness beträgt sie zwischen 10 und 50 Sekunden. Versuchen Sie, im Laufe der Wochen die Pausen zwischen den einzelnen Übungen immer weiter zu verkürzen. Nutzen Sie dazu eine Stoppuhr. Seien Sie stolz auf Ihre Trainingsverbesserungen.

Nach einem Durchgang beträgt die Pause 120 Sekunden, ehe der nächste Durchgang von vorn beginnt.

> **Mein Tipp:** Muskelversagen ist nicht notwendig. Wählen Sie ein Gewicht, mit dem noch eine weitere saubere Wiederholung möglich wäre. Gründlich aufwärmen und los!

Trainingsprogramm 1: Brust und Rücken

Brust: (Drei Durchgänge)

Übungen	WH	Kadenz	TUT	Gewicht
Schrägbankdrücken mit Kurzhanteln	6	(4/1/1)	36 Sek.	
Fliegende mit Kurzhanteln	12	(3/1/1)	60 Sek.	
Überzüge mit Kurzhanteln	25	(2/1/1)	100 Sek.	

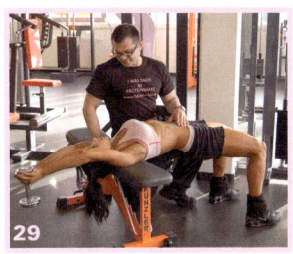

Siehe Abbildungen 1, 2, 3, 4 (Seite 108).
Abb. 29: Für die Überzüge mit Kurzhanteln lassen Sie die Arme in fast gestreckter Position herunter und heben sie dann langsam wieder an.

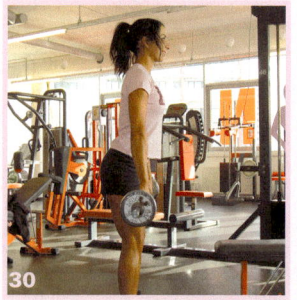

Rücken: (Drei Durchgänge)

Übungen	WH	Kadenz	TUT	Gewicht
Kreuzheben	6	(4/1/1)	36 Sek.	
Langhantelrudern mit Untergriff	12	(3/1/1)	60 Sek.	
Langhantelrudern mit Obergriff	25	(2/1/1)	100 Sek.	

Abb. 30: Beim Kreuzheben wichtig: Rücken und Bauch anspannen.

Abb. 31: Senken Sie beim Kreuzheben zuerst den Po, nicht den Rücken.

Abb. 32: Beim Langhantelrudern mit Untergriff schön tief zum Bauchnabel ziehen.

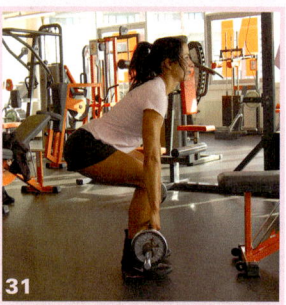

Trainingsprogramm 2: Beine und Bauch

Beine: (Drei Durchgänge)

Übungen	WH	Kadenz	TUT	Gewicht
Sumo-Kniebeuge mit Langhantel (sehr breiter Stand) **So geht's:** Sehr langsam aus der Hocke aufstehen. Spannen Sie bewusst den Beinbizeps beim Aufrichten an. So formt sich der Po	6	(2/1/4)	36 Sek.	
Ausfallschritte mit Langhantel **So geht's:** Auch hier immer bewusst den Po anspannen und dabei bewusst Druck auf den Hacken des vorderen Fußes geben.	12	(2/1/4)	60 Sek.	
Kniebeuge mit Langhantel, enge Fußstelllung **So geht's:** Diese Übung wird schnell ohne Pause ausgeführt. Mit dieser Übung straffen Sie die Beine	25	(1/0/1)	100 Sek.	

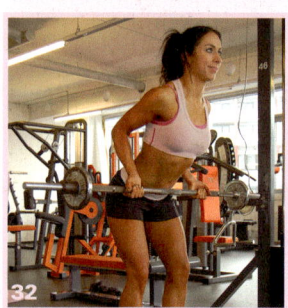

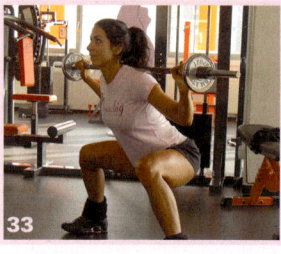

Abb. 33: Sumo-Kniebeuge mit Langhantel.

Abb. 34: Ausfallschritte mit Langhantel.

Abb. 35: Kniebeuge mit Langhantel.

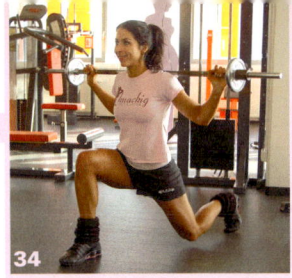

Bauch/Beinbizeps: (Drei Durchgänge)

Übungen	WH	Kadenz	TUT	Gewicht
Kreuzheben mit geraden Beinen	6	(4/1/1)	36 Sek.	
Beincurls im Liegen	12	(3/1/1)	60 Sek.	
Crunches	25	(2/1/1)	100 Sek.	

Siehe Abbildungen 25, 26 (Seite 114), 28 (Seite 115).

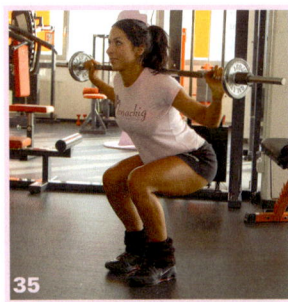

Trainingsprogramm 3: Schultern und Arme

Schultern: (Drei Durchgänge)

Übungen	WH	Kadenz	TUT	Gewicht
Nackendrücken mit Kurzhanteln	6	(4/1/1)	36 Sek.	
Seitheben mit Kurzhanteln	12	(3/1/1)	60 Sek.	
Seitheben vorgebeugt m. Kurzhanteln	25	(2/1/1)	100 Sek.	

Siehe Abbildungen 17 (Seite 112), 15, 16 (Seite 111)
Abb. 36: Beim vorgebeugten Seitheben zeigen die Handflächen nach hinten.

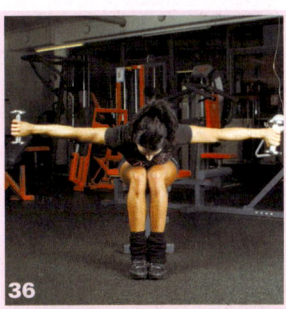

Arme: (Drei Durchgänge)

Übungen	WH	Kadenz	TUT	Gewicht
Trizepsdrücken beidarmig hinter Kopf	6	(4/1/1)	36 Sek.	
Trizepsdrücken am Seil	12	(3/1/1)	60 Sek.	
Kickbacks mit Kurzhanteln	25	(2/1/1)	100 Sek.	

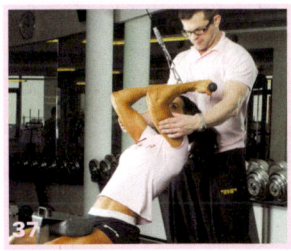

Übungen	WH	Kadenz	TUT	Gewicht
Hammercurls	6	(4/1/1)	36 Sek.	
Curls am Latturm	12	(3/1/1)	60 Sek.	
Konzentrationscurls mit Kurzhantel	25	(2/1/1)	100 Sek.	

Siehe Abbildungen 8 (Seite 109)

Abb. 37: Bei den Curls am Latturm bewegen sich nur die Unterarme. Spannen Sie sie fest an.

Abb. 38: Bei den Konzentrationscurls in der obersten Position fest anspannen und das Handgelenk nach außen drehen.

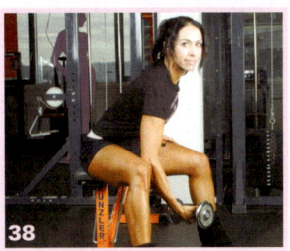

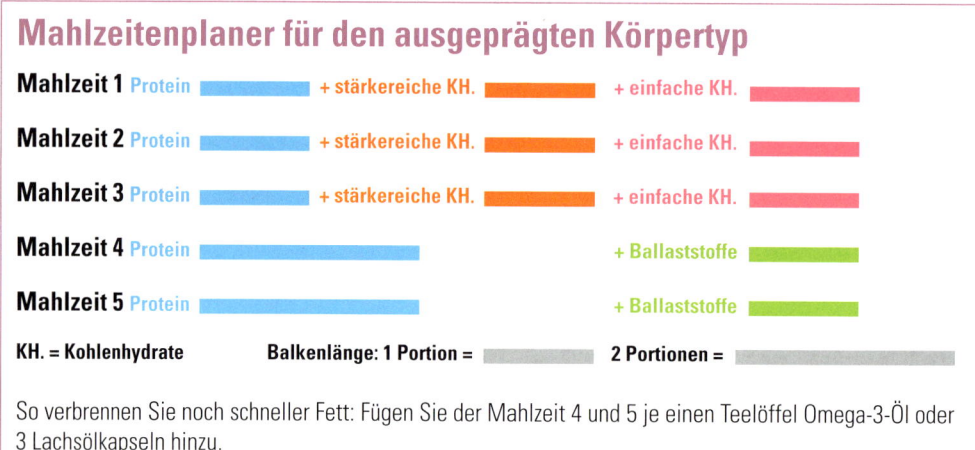

Mahlzeitenplaner für den ausgeprägten Körpertyp

Mahlzeit 1 Protein ▬▬▬ + **stärkereiche KH.** ▬▬▬ + **einfache KH.** ▬▬

Mahlzeit 2 Protein ▬▬▬ + **stärkereiche KH.** ▬▬▬ + **einfache KH.** ▬▬

Mahlzeit 3 Protein ▬▬▬ + **stärkereiche KH.** ▬▬▬ + **einfache KH.** ▬▬

Mahlzeit 4 Protein ▬▬▬▬▬ + **Ballaststoffe** ▬▬

Mahlzeit 5 Protein ▬▬▬▬▬ + **Ballaststoffe** ▬▬

KH. = Kohlenhydrate **Balkenlänge: 1 Portion =** ▬ **2 Portionen =** ▬▬

So verbrennen Sie noch schneller Fett: Fügen Sie der Mahlzeit 4 und 5 je einen Teelöffel Omega-3-Öl oder 3 Lachsölkapseln hinzu.

Tipp: Omega-3-Öl gibt es in der Apotheke in der Flasche zu kaufen. Die Firma heißt Lamotte.

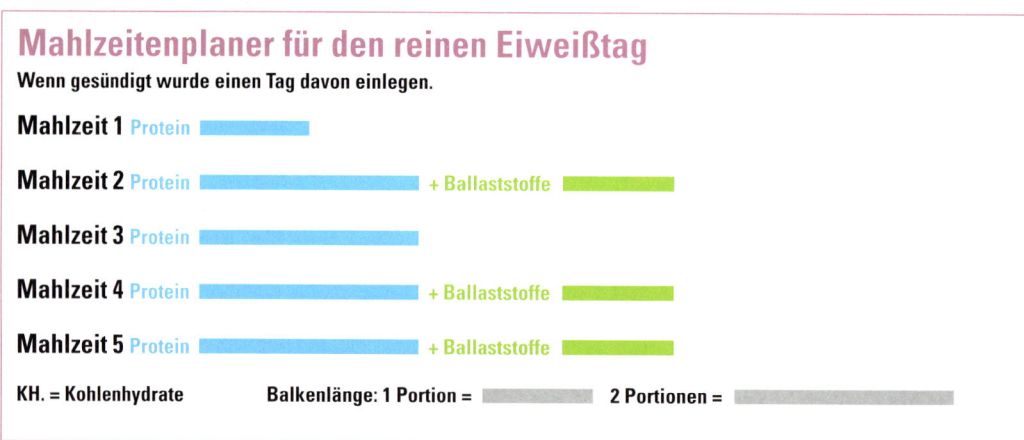

Mahlzeitenplaner für den reinen Eiweißtag

Wenn gesündigt wurde einen Tag davon einlegen.

Mahlzeit 1 Protein ▬▬

Mahlzeit 2 Protein ▬▬▬ + **Ballaststoffe** ▬▬

Mahlzeit 3 Protein ▬▬▬

Mahlzeit 4 Protein ▬▬▬ + **Ballaststoffe** ▬▬

Mahlzeit 5 Protein ▬▬▬ + **Ballaststoffe** ▬▬

KH. = Kohlenhydrate **Balkenlänge: 1 Portion =** ▬ **2 Portionen =** ▬▬

Einen Ernährungsbaukasten mit den besten Figurlebensmitteln und ihren Funktionen im Körper finden Sie auf der hinteren Umschlaginnenseite.

ERFAHRUNGSBERICHT

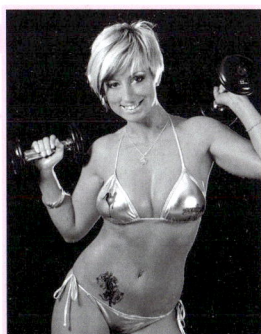

Persönliche Angaben:
Name: Ksenia
Alter: 29
Körpergröße: 34 (wow – 34, wirklich??? DAS IST EINE KONFEKTIONSGRÖSSE!!!!)
Gewicht früher/heute: 65 kg/53 kg

Was hat sich an deiner Figur verbessert?
Alles. Ich bin ein neuer Mensch geworden. Früher war ich ganz unsicher und unzufrieden mit meinem Körper. Ich konnte nicht die Klamotten tragen, die meine Freundinnen getragen haben, die viel schlanker waren als ich. Es ist eine andere Lebensqualität, wenn du dich in deinem Körper wohlfühlst, und das tue ich momentan. Ich habe viel weniger Fett, dafür mehr Muskeln. Es ist für mich sehr wichtig, dass mein Körper nicht einfach schlank ist, sondern fest und knackig aussieht. Ich liebe es, in den Spiegel zu schauen und zu sehen, wie der Trizeps sich abzeichnet. Ich bin stolz auf mein Sixpack und schön geformte Oberschenkel. Das ist ein Traum!

Warum trainierst du so gerne?
Ich trainiere so gerne, weil ich weiß, was ich nach dem Training für ein tolles Gefühl habe, diese Spannung im Körper. Du spürst die Muskulatur nach dem Training noch intensiver und du kannst die Veränderungen an deiner Figur gleich nach dem Training im Spiegel sehen. Wenn ich nicht trainieren würde, dann würde ich mich nicht mehr wohlfühlen, mir würde etwas fehlen. Jedes Training ist eine Herausforderung, ich versuche, das Maximum aus meinem Körper herauszuholen, und jedes Mal werde ich ein bisschen stärker, sowohl körperlich als auch mental.

Was sagen andere Menschen, wenn sie sehen, dass du gesund isst und regelmäßig zum Training gehst?
Die meisten Menschen würden zwar gerne ebenso trainieren und essen, haben aber andere Prioritäten im Leben. Ich finde das schade, da ja schon zwei Trainingseinheiten pro Woche zum Erfolg führen können, wenn man mit Disziplin bei der Sache ist.

Was bedeuten dir Partner und Familie?
Sehr viel. Sie unterstützen mich und geben mir Halt in schweren Momenten. Sie sind immer für mich da und nehmen mich so, wie ich bin. Das ist sehr wichtig.

Wie wichtig sind deiner Meinung nach der Partner, Trainer, etc. für den Erfolg/die Motivation?
Sehr wichtig. Man kann noch so viel wissen, dennoch aber von Zeit zu Zeit nicht die Stärke besitzen, sich selbst zu motivieren oder anzufeuern. Dafür braucht man entweder einen Trainingspartner oder einen Trainer.

Welchen Rat kannst du den Leserinnen dieses Buches geben?
Wenn man sich ein Ziel setzt und daran glaubt, kann man es auch erreichen. Vor zehn Jahren habe ich von meinen Freunden und Bekannten gehört, dass ich nie schlank sein werde, dass ich nie einen anderen Körper haben werde. Man muss dazusagen, ich hatte einen festen Körper, aber ich war schon sehr korpulent mit BH-Größe 80 C mit 19 Jahren. Mein Fettanteil lag bei 36 %. Ich kann mich gut daran erinnern, weil eine Trainerin mich damals für den zu hohen Fettanteil für mein Alter kritisierte – obwohl ich viel Sport machte. Schuld daran war eine falsche Ernährung. Nach dem Training habe ich Unmengen Äpfel und Bananen gegessen in dem Glauben, davon abzunehmen – das Gegenteil war der Fall. Mein Rat an die Leserinnen dieses Buches: Melden Sie sich im Fitnessstudio an und lassen Sie sich von einem Trainer einen entsprechenden Trainings- und Ernährungsplan erstellen. Trainieren Sie hart, ernähren Sie sich richtig – glauben Sie an Ihre Träume!

Poliftingprogramm

Jede Frau möchte einen knackigen Po. Auf keinen Fall soll er flach sein. Damit der Po absteht habe ich ein spezielles Poliftingprogramm entwickelt. Dabei handelt es sich um Spezialübungen, die Sie wahrscheinlich noch nie im Fitnessstudio gesehen haben.

Programm 1

1. Übung: Trainieren Sie die Geist-Muskel-Verbindung.
Nur wenn Sie bewusst den Po anspannen können, werden Sie auch Erfolge beim Training haben.

So geht's: Probieren Sie vor dem Training folgende Übung aus: In Bauchlage auf eine erhöhte Bank oder das Hyperextensionsgerät legen, sodass die Beine nach unten frei

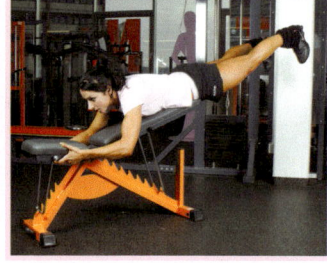

Den Pomuskel bewusst ansteuern.

schwingen können. Dann die Beine von unten nach oben bewegen, bis sie auf einer Höhe mit dem Rest des Körpers beziehungsweise parallel zum Boden sind. In dieser Position ist es dann wichtig, sich voll und ganz auf die Kontraktion des Gluteus zu konzentrieren. Man kann das Gefühl dafür verstärken, indem man die Knie leicht nach außen dreht und dabei den Po bewusst anspannt. Die Spannung kurz halten und dann die Beine wieder nach unten bewegen. Es ist eine individuelle Sache, ob man die Kontraktion des Gluteus am besten spürt, wenn man die Knie nach außen oder nach innen dreht. Das müssen Sie für sich entscheiden und ausprobieren. Diese Übung ist definitiv ein guter Einstieg, um ein Gefühl für die Pomuskulatur zu bekommen und die Verbindungsstrecke zwischen Geist und Muskulatur frei zu schalten.

2. Übung: Einbeiniges Kreuzheben mit durchgestrecktem Knie
Diese Übung wird Ihren Po richtig fordern.

So geht's: Stellen Sie sich schulterbreit vor einen Langhantelständer. Nehmen Sie die Langhantel mit schulterbreitem Griff in die Hand. Beugen Sie sich nach vorn und senken Sie die Hantel in Richtung Boden. Gleichzeitig strecken Sie ein Bein nach hinten. Das Bein, das auf dem Boden bleibt, muss den Körper stabilisieren. Der Po wird maximal beansprucht. Die Hantel wird bis 10 cm unter das Knie gesenkt. Anschließend richten Sie den Oberkörper wieder auf und führen das Bein, das in der Luft war, zurück zum Boden. Nach 10 Wiederholungen wechseln Sie das Bein. Führen Sie drei Sätze aus.

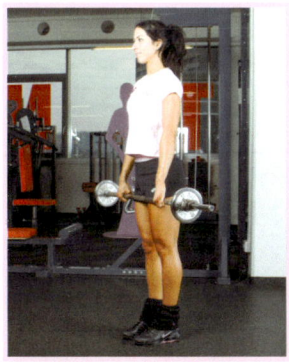
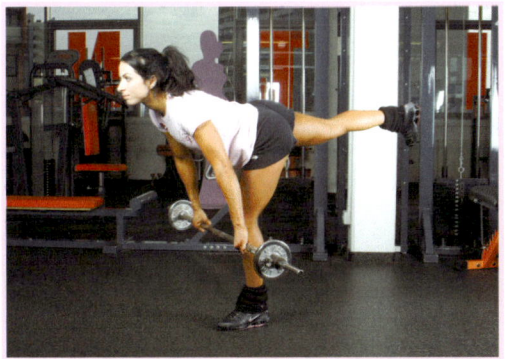

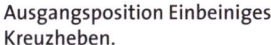
Ausgangsposition Einbeiniges Kreuzheben.

Senken Sie die Hantel bis 10 cm unter das Knie.

3. Übung: Jefferson Kniebeuge

Hierbei handelt es sich um eine sehr effektive Übung, die dem Po und den Oberschenkeln eine tolle Form gibt.

Starten Sie mit einer Langhantel ohne Zusatzgewicht, um ein Gefühl für die Übung zu bekommen.

So geht's: Ganz wichtig bei der Jefferson Kniebeuge ist die Fußstellung. Stellen Sie zu Beginn den linken Fuß vor die Hantel und richten Sie die Fußspitze nach vorne. Der rechte Fuß kommt hinter die Hantel und die Fußspitze zeigt nach außen. Nun gehen Sie in die Knie und greifen die Hantel im Obergriff. Die linke Hand greift dabei links vor dem linken Oberschenkel und die rechte Hand auf Höhe des rechten Beins. Richten Sie den Rücken grade auf und bewegen Sie sich jetzt, mit der Hantel in den Händen, immer hoch und runter. Konzentrieren Sie sich dabei auf den Po und spannen Sie ihn in der obersten Position stark an.

Motivations-Tipp: Ich-Zeit für Superstars

Seien Sie selbst für ein paar Stunden ein Superstar, lassen Sie sich verwöhnen! Gönnen Sie sich eine Massage, eine Kosmetikbehandlung oder relaxen Sie einfach nur eine Weile im Thermalbad – egal ob mit der besten Freundin oder einfach mal ganz allein. Für Mütter ist hier ein Babysitter natürlich unerlässlich – und nein, da braucht man keine Gewissensbisse zu haben! Nehmen Sie sich eine „Ich-Zeit" und lächeln Sie anschließend genauso strahlend wie die Hollywood-Schönheiten.

Nach 10 Wiederholungen wechseln Sie die Fußstellung. Das heißt, der rechte Fuß kommt nun vor die Hantel und zeigt nach vorne, der linke kommt dahinter und zeigt nach außen. 10 Wiederholungen und drei Durchgänge. Schönen Muskelkater!

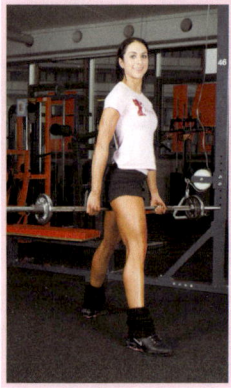
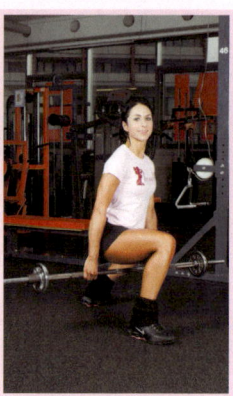
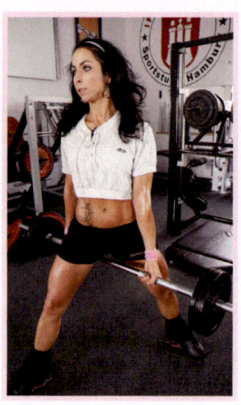
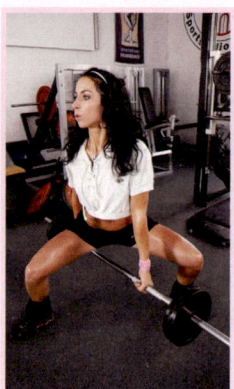

Die Füße bilden einen Winkel von 90 Grad.

Fassen Sie die Hantel im Obergriff.

Richten Sie den Rücken gerade auf.

Konzentrieren Sie sich auf den Po.

4. Übung: Reverse-Ausfallschritte an der Multipresse mit Kick
Bei dieser Übung können Sie noch mal richtig Gas geben.

So geht's: Stellen Sie sich in die Multipresse. Beine schulterbreit auseinander. Gehen Sie mit dem rechten Bein nach hinten und senken Sie den Po. Führen Sie das rechte Bein wieder nach vorne und ziehen es dabei bis zur Brust nach oben. Bei der Bewegung nach oben können Sie richtig explodieren. Nach 10 Wiederholungen wird das Bein gewechselt. Führen Sie drei Sätze aus.

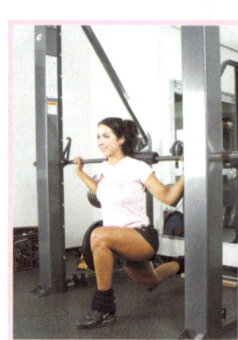
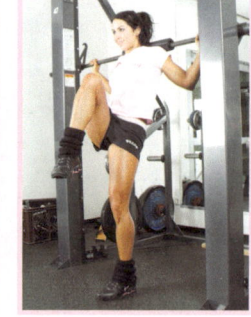

Reverse-Ausfallschritt in der tiefsten Position.

Beim Kick können Sie richtig explodieren.

Programm 2

1. Übung: Beltsquats
Für alle, die Probleme mit dem Nacken oder Rücken haben, wenn sie normale Kniebeuge machen.

So geht's: Stellen Sie sich sehr breit auf zwei Steppbretter. Schnallen Sie sich einen Dipgürtel, an die Sie Gewichte anhängen können, um und senken Sie den Po. Der Rücken bleibt gerade. Schieben Sie den Po etwas zurück und drücken Sie mit Druck auf der Hacke den Po nach oben.
20 Wiederholungen. Drei Sätze

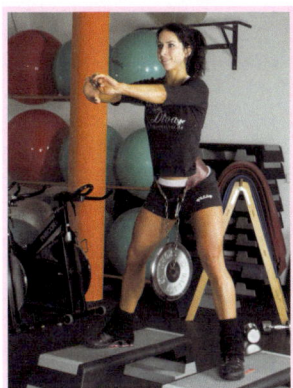 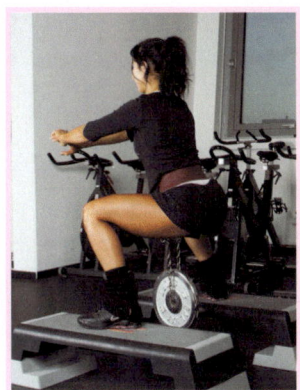

Ausgangsposition Beltquats.   Den Rücken gerade halten.

Motivations-Tipp: Mit Freunden feiern
Veranstalten Sie einen Abend mit und für Menschen, die Ihnen wichtig sind, die Sie unterstützen. Organisieren Sie eine Dessous-Party, laden Sie ein zur Nonstop-Sex-and-the-City-Nacht, lachen Sie sich bei einer Dildo-Party kaputt, singen Sie bis zum Stimmversagen bei einer Karaoke-Battle oder veranstalten Sie eine andere Motto-Party. Hauptsache, Sie umgeben sich mit Menschen, die Ihnen gut tun. Ihre Freunde werden es Ihnen danken und Sie selbst werden um eine wertvolle Erinnerung reicher sein!

2. Übung: Reverse-Ausfallschritte mit gedrehtem Fuß
Diese Übung geht direkt auf die oberen seitlichen Oberschenkel, auch Satteltaschen genannt.

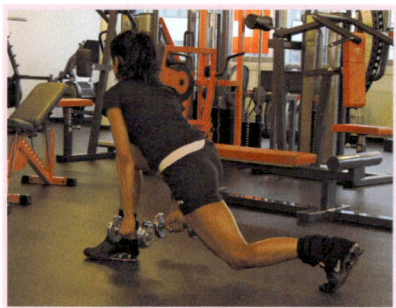

So geht's: Nehmen Sie in jede Hand eine Kurzhantel, die Füße stehen schulterbreit. Gehen Sie mit dem rechten Fuß einen Schritt nach hinten. Drehen Sie den Fußhacken auf 5 Uhr, den Oberkörper leicht auf 11 Uhr und richten sich auf. Bleiben Sie auf 11 bzw. 5 Uhr und senken Sie den Po wieder. Jetzt spüren Sie die Dehnung im linken Oberschenkel. Nach 20 Wiederholungen Bein wechseln. Linkes Bein nach hinten. Hacken auf 7 Uhr. Oberkörper auf 1 Uhr. 20 Wiederholungen. Drei Sätze.

Fuß und Oberkörper leicht eindrehen.

3. Übung: Ausfallschritte im Gehen

So geht's: Nehmen Sie in jede Hand eine Kurzhantel. Stellen Sie die Füße zusammen. Gehen Sie mit dem rechten Fuß einen Schritt nach vorne. Senken Sie den Po. Stehen Sie auf. Füße zusammen. Gehen Sie mit dem linken Fuß einen Schritt nach vorn usw. Jeweils 10 Schritte pro Bein. Kurze Pause und zurück. Drei „Läufe".

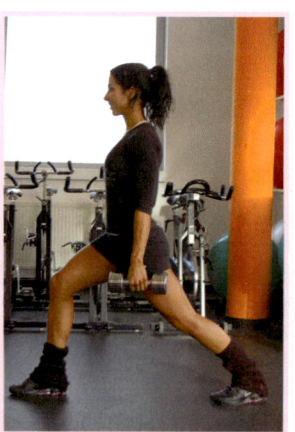

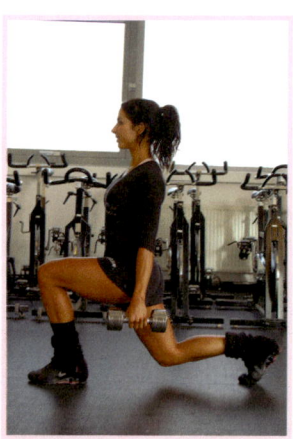

Achten Sie auf einen geraden Rücken.

Je 10 Schritte pro Seite, dann kurze Pause.

4. Übung: Rumänisches Kreuzheben

Diese Übung ähnelt dem Kreuzheben mit durchgestreckten Knien, nur wird die Hantel nur bis unters Knie gesenkt und der Oberkörper nicht ganz aufgerichtet. Stellen Sie sich schulterbreit vor einen Langhantelständer und fassen Sie die Hantel schulterbreit. Lassen Sie die Hantel an den Beinen herab und achten Sie darauf, dass die Knie nicht einknicken. Der Rücken bleibt gerade. Die Hantel bis 10 cm unter das Knie senken. Spannen Sie dabei den Beinbizeps und Po an. Richten Sie sich langsam auf. 10 Wiederholungen. Drei Sätze.

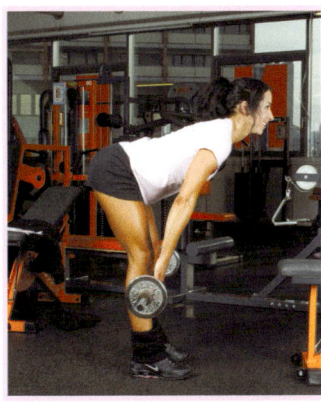

Die Hantel nur bis unters Knie
senken und nicht ganz aufrichten.

Motivations-Tipp: Traumerfüllungspost

Halten Sie Ihre Ziele schriftlich fest. Schreiben Sie sich selbst einen Brief oder listen Sie nur ein paar Stichworte auf und stecken Sie das Ganze in einen Umschlag mit der Aufschrift „Traumerfüllungspost". Legen Sie diesen Umschlag zum Beispiel in einen der Küchenschränke. Daneben legen Sie sich ein Päckchen Nüsse oder Mandeln. Ergänzen Sie den Umschlag immer wieder durch Fotos von Ihnen selbst, durch Fotos von Menschen, die Ihnen als Vorbild dienen, oder auch durch Zeitungsartikel, gesunde Rezepte etc. Schreiben Sie außerdem auf, wenn Sie Erfolge erzielt haben und wie gut Sie sich in diesen Momenten gefühlt haben. Wenn die nächste „Frust-Heißhunger-Attacke" kommt, greifen Sie erst zum Umschlag, bevor Sie zur Schokolade greifen, und betrachten Sie den Inhalt. Sie werden sehen: Am Ende werden Sie die Nüsse oder Mandeln essen gegen den Frust, nicht Chips oder Schokolade.

Persönliche Angaben:
Name: Cordula
Alter: 41
Körpergröße: 170 cm
Beruf: Dipl.-Sekretärin
Gewicht früher/heute: 58–60 kg/60–62 kg

Was hat sich an deiner Figur verbessert?

Es ist alles definierter, proportionierter – trotz mehr Gewicht. Mehr Muskeln, dafür weniger Fett, der Po ist runder, Reiterhosen und Orangenhaut sind so gut wie weg, die Beine sind schöner geformt.

Warum trainierst du so gerne?

Ich bin immer wieder aufs Neue fasziniert, wie man durch regelmäßiges Training (und die richtige Ernährung) seinen Körper nach Wunsch formen kann und seiner Traumfigur immer näherkommt. Dies ist ein Riesenansporn, der mich seit vielen Jahren fast täglich ins Studio treibt.

Was sagen andere Menschen, wenn sie sehen, dass du gesund isst und regelmäßig zum Training gehst?

Die Kommentarpalette reicht von Unverständnis bis Neid und „Ich-würde-mein-Leben-nicht-genießen"-Äußerungen. Doch zum Glück überwiegen die Anerkennung und Bewunderung für meine Disziplin und meinen Körper. Einige interessieren sich auch für Details und Hintergründe und wollen Ernährungs- oder Trainingstipps.

Lebensmotto:

Träume nicht dein Leben, lebe deinen Traum!

Wie wichtig sind deiner Meinung nach der Partner, Trainer, etc. für den Erfolg/die Motivation?

Ohne die Hilfe und die Motivation des Partners und/oder der Trainer ist eine Wettkampfteilnahme bzw. -vorbereitung nur schwer zu bewältigen, glaube ich. Man ist in dieser Zeit ab und zu nicht mehr in der Lage, „klar zu denken" und verliert den Durchblick. Und dann ist man froh, wenn jemand da ist, der einen versteht oder zumindest so tut und einen auffängt.

Wo siehst du dich sportlich und privat in ca. drei bis fünf Jahren?

Ich werde zwar keine Wettkämpfe mehr bestreiten, aber auf meine Ernährung achten und regelmäßig trainieren gehen werde ich mein Leben lang. Privat habe ich kürzlich den Mann fürs Leben gefunden. Wir sind beide total sportbegeistert und haben noch viel vor!

An was denkst du, wenn du den Begriff Bodybuilding hörst?

Bodybuilding ist für mich eine Lebensphilosophie. Ich denke an ein gesundes Leben, Körperbewusstsein, schöne „besondere" Menschen.

Welchen Rat kannst du den Leserinnen dieses Buches geben?

Ich empfehle den Leserinnen, sich die Zeit zu nehmen und regelmäßig ein bis drei Mal pro Woche etwas Krafttraining zu machen. Es ist nie zu spät, mit dem Training anzufangen, jeder kann seine Figur verbessern, alles andere sind nur Ausreden. Ich habe am eigenen Leib erfahren, wie frau ihre Figur formen kann, wenn sie den nötigen Willen und die entsprechende Disziplin hat.

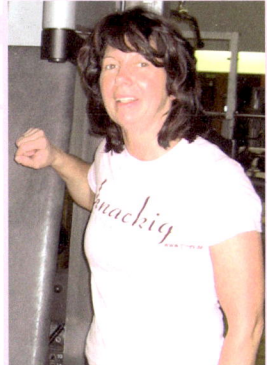

Persönliche Angaben:
Name: Andrea
Alter: 44
Körpergröße: 168 cm
Beruf: Selbstständig
Gewicht früher/heute: 66 kg/61 kg

Was hat sich an deiner Figur verbessert?
Sie ist straffer, fester und sportlicher geworden. Der Körper sieht trainiert aus. Der Taillenumfang hat sich deutlich verringert. Selbst die Cellulitis ist verschwunden.

Warum trainierst du so gerne?
Für mich ist der Sport ein guter Ausgleich zum Bürojob mit dem tollen Nebeneffekt, dass man sich in seiner Haut einfach wohler fühlt.

Was sagen andere Menschen, wenn sie sehen, dass du gesund isst und regelmäßig zum Training gehst?
Das ist verschieden: Bei den Sportkollegen ernte ich viel Anerkennung und Lob. Sie fragen mich häufig, wie ich das geschafft habe. Von den sogenannten Nicht-Sportlern werde ich wegen meiner Disziplin meistens belächelt. Sie glauben, dass durch regelmäßiges Training und gesunde Ernährung die Lebensqualität leidet. Ich habe es aufgegeben, das zu kommentieren.

Lebensmotto:
leben, lachen, lieben

Was bedeuten dir Partner und Familie?
Mein Partner und meine Familie sind die Stützpfeiler meines Lebens. Sie unterstützen mein größtes Hobby: den Sport. Ich kann mich immer zu 100 % auf sie verlassen – in guten und in schlechten Zeiten.

Wie wichtig sind deiner Meinung nach der Partner, Trainer, etc. für den Erfolg/die Motivation?
Wenn nicht alle an einem Strang ziehen, wird immer der innere Schweinehund siegen. Erfolge bleiben dann ganz sicher aus. Positives Denken seitens des Partners, der Familie, der Freunde, des Trainers sind ein wichtiger Bestandteil für die Motivation.

Wo siehst du dich sportlich und privat in ca. drei bis fünf Jahren?
Der Sport wird für den Rest meines Lebens immer eine große Rolle spielen. Mein Ziel ist es, meine Form zu halten und zu verbessern. Ich arbeite daran, den Sport auch in meine berufliche Laufbahn mit einzubeziehen und hoffe, dass mir das in den nächsten Jahren gelingt.

An was denkst du, wenn du den Begriff Bodybuilding hörst?
Ich finde es schade, dass das Image dieser Sportart so gelitten hat. Bodybuilding bedeutet für mich hartes Training, ein großes Maß an Disziplin und viel Leidensfähigkeit.

Welchen Rat kannst du den Leserinnen dieses Buches geben?
Sie mögen auf sich und ihren Körper aufpassen und an sich arbeiten. Die ersten Erfolge stellen sich schnell ein. Jeder kann es schaffen. Es ist ein tolles Gefühl, wenn man bewundernde Blicke erntet, mit sich und seinem Körper im Reinen ist.

Laktattraining gegen Hüftpolster

Viele Frauen treibt die gleiche Motivation ins Fitnessstudio: Endlich die ungeliebten Hüftpolster oder die extra „Speckschicht" über dem Bauch verlieren. Auch das Fett an den Beinen und am Po ist lästig. Es werden keine Mühen gescheut, sich endlich davon zu befreien. Leider sind die Art und der Ort der Fettspeicherung genetisch festgelegt und man kann nicht mit spezifischen Übungen spezifischen Fettpölsterchen zu Leibe rücken. D. h. Crunches helfen nicht, die Fettschicht am Bauch zu verlieren, und allein von Step-ups verschwinden keine Pölsterchen an Beinen und Bauch. Es bleibt nur der hormonelle und damit körpereigene Weg, sich endlich fit und schlank zu trainieren.

Untersuchungen haben gezeigt, dass speziell das Hormon Cortisol für die Einlagerung von Fett verantwortlich ist. Um dies zu verhindern, beziehungsweise entstandene Fett-einlagerungen wieder zu lösen, muss der Cortisolspiegel gesenkt werden. Dies wiede-rum funktioniert am besten über das sogenannte Laktattraining. Laktat ist im Prinzip das Abfallprodukt, das der Muskel bei besonderer Anstrengung bildet. Je mehr Laktat gebildet wird, desto höher ist die Ausschüttung des Wachstumshormons (GH) nach dem Training. Und genau dieses GH ist notwendig, um den Cortisolspiegel zu senken. Es ist nämlich hormonell betrachtet der Gegenspieler zum Cortisol.

Um während Ihres Trainings das Maximum an Laktat zu bilden, bedienen Sie sich bitte folgender Trainingstechnik:

Führen sie die positive (konzentrische) Bewegung beim Training langsam aus und die negative (exzentrische) Bewegung schnell.

Beispiel Beinpresse: Die Bewegung, in der Sie mit Ihren Beinen das Gewicht nach oben stemmen, ist die positive Bewegung. Führen Sie diese Bewegung langsam aus, als Richtwert sollte dies ca. 4–6 Sekunden dauern. Die Bewegung, in der Sie das Gewicht wieder senken, ist die negative Bewegung. Versuchen Sie diese Bewegung schnell, aber dennoch kontrolliert (Verletzungsgefahr!) auszuführen.

So steigern Sie ihre Laktat- und damit auch GH-Produktion um ein Vielfaches. Ändern Sie ab heute Ihr Training und sagen Sie Ihren Hüftpolstern „Good-bye"!

Umsetzung in der Praxis: Wenn es Ihnen vorrangig um das Fett am Bauchnabel geht, dann verändern Sie die Bewegungsgeschwindigkeit wie oben beschrieben. Führen Sie Ihr körpertypengerechtes Training mit der Änderung aus, dass Sie die positive Phase bewusst langsam ausführen. Die Satzdauer verlängert sich und die Muskeln werden etwas mehr brennen.

Damit es noch schneller geht, führen Sie an zwei Tagen der Woche den Eiweißtag durch.

Die 15 wirkungsvollsten Abnehm- und Fitnesstipps

1. Nehmen Sie sich nicht zu viel vor. Viele Menschen starten mit einem völlig überzogenen Trainings- und Ernährungsplan, der absolut nicht zu ihnen und ihrem Alltag passt. Dieser Wahnsinnsplan wird dann zwei Wochen durchgezogen und wandert anschließend zu den Akten. Wirkungsvoll im Sinne Ihrer Ziele ist er sicherlich nicht.

Starten Sie mit zwei Krafttrainingseinheiten in der Woche, die nicht länger als 30 Minuten dauern sollten. Nach und nach können Sie Ihr Pensum dann nach Ihren Bedürfnissen und Ihrer Fitness erhöhen. Falls Sie dennoch mal in ein Motivationstief fallen sollten, kann Ihnen die Arbeit mit einem Personal Trainer über diese Durststrecke hinweghelfen.

2. Jedem Trainer bleibt fast das Herz stehen, wenn er im Studio Menschen beobachtet, die traditionelle Sit-ups machen. Es ist unvorstellbar, wie viele Fehler dabei begangen werden, und es wird wirklich alles trainiert – nur nicht die geraden Bauchmuskeln. Bitte begehen Sie diesen Fehler nicht. Sprechen Sie einen der Trainer an, der Ihnen genau erklärt, wie die Übung effektiv ausgeführt wird, und Sie bei Ihren ersten Versuchen überwacht. Es gibt so viele gute Übungen für Ihre Bauchmuskeln – streichen Sie die traditionellen Sit-ups bitte aus Ihrem Plan!

3. Sie wollen abnehmen? Verzichten Sie niemals auf Ihr Frühstück. Es ist eine der wichtigsten Mahlzeiten am Tag (neben den Mahlzeiten vor und nach dem Training). Ihr Frühstück sollte die richtige Menge an Kohlenhydraten und Proteinen aufweisen. Wenn Sie abnehmen möchten, sollte der Löwenanteil der Kohlenhydrate, die Sie am Tag essen möchten, mit dem Frühstück aufgenommen werden.

4. Apropos Kohlenhydrate: Die Deutschen sind ein Brot- und Pasta-Volk. Das Problem dabei ist, dass unser Arbeitsalltag nicht mehr zu unserem Kohlenhydratkonsum passt. Nur für sehr, sehr aktive Menschen mit harter körperlicher Arbeit ist ein hohes Maß an Kohlenhydraten notwendig. Wenn Sie erfolgreich abnehmen möchten, schränken Sie Ihren Verzehr von Brot, Nudeln, Reis und natürlich Süßigkeiten drastisch ein. Halten Sie sich an die Kohlenhydratquellen, die natürlich sind und gleichzeitig einen großen Anteil an Wasser mitliefern, beispielsweise Früchte wie Melonen oder Grapefruits.

5. Der nächste Stolperstein in Sachen Fitness und Abnehmen ist Fett. Aber nicht jedes Fett ist schlecht und im Prinzip kann man jedem Lebensmittel etwas Gutes abgewinnen. Aber eine Sache ist einfach nicht schönzureden: Das Frittieren von Lebensmitteln, egal ob es sich um Chips, Burger, Pommes oder sonst etwas handelt. Lassen Sie Ihre Finger von Frittiertem. So einfach ist das.

6. Aber wie ich bereits oben erwähnte: Es gibt nicht nur schlechtes Fett. Ganz im Gegenteil! Um Fett zu verlieren, müssen Sie Fett zu sich nehmen – aber bitteschön das Richtige! Die guten Fette kennen Sie schon aus Funk und Fernsehen: Olivenöl, Fett aus Nüssen, Fett aus Fisch (Omega 3) und Fett aus Avocados. Die bösen Buben kennen Sie auch: Transfette und eben alle, die ich gerade nicht aufgezählt habe. Bauen Sie in Ihren täglichen Ernährungsplan die guten Fette ein. Besonders einfach können Sie dies über Nahrungsergänzungsmittel (Omega 3 oder CLA) bewerkstelligen. Das Ergebnis ist ein funktionierender Stoffwechsel, ein starkes Immunsystem und ein niedriger Cholesterinspiegel.

7. Wenn Sie Fett verlieren möchten, dann sollten Sie Intervalltraining durchführen. Wenn Sie abnehmen und fit werden möchten, dann verzichten Sie auf Isolationsübungen, die nur einen winzigen Muskelabschnitt beanspruchen. Warum sollte das Sinn ergeben? Sinnvoll ist, viele Muskeln zu beanspruchen, das verbrennt in der gleichen Zeit wesentlich mehr Energie. Und ein Muskel, der wächst, verbraucht nicht nur während des Trainings, sondern vor allem auch danach mehr Energie. Sprich, Ihr täglicher Grundumsatz steigt, auch wenn Sie nicht trainieren. Besser geht's nicht. Halten Sie sich an Grundübungen wie Kniebeuge und Rudern, die vor allem die großen Muskelgruppen (Beine und Rücken) beanspruchen.

8. Eine Frage: Für wen möchten Sie abnehmen? Ich denke, die meisten von Ihnen antworten jetzt „Für mich!". Das ist auch eine sehr gute Antwort, aber warum stehen Sie sich dann permanent selbst im Weg? Warum schaffen Sie es nicht von der Couch ins Studio? Und wenn Sie es geschafft haben und schon mal da sind, warum genießen Sie dann nicht Ihre Zeit im Studio? Ganz ehrlich: Sie haben nichts Besseres zu tun, es gibt einfach nichts Wichtigeres, als in Ihren Körper und Ihre physische und psychische Gesundheit zu investieren. Genießen Sie Ihre Zeit mit sich und Ihrem Körper, der Benefit wird unglaublich sein. Hören Sie endlich auf, sich selbst auszubremsen.

9. Ohne Dehnen werden Sie nicht lange Spaß am Kraftsport haben. Es ist wichtig, die belasteten und trainierten Muskeln flexibel zu halten. Es gibt zwei große Vorteile: Erstens bleiben Sie dadurch flexibel und beweglich und geben Muskelverkürzungen keine Chance. Zweitens fördern Sie die Durchblutung in Ihrem Muskel, was dazu führt, dass dieser besser mit Nährstoffen versorgt wird und somit besser wachsen kann. Aber bitte beachten Sie: Entweder dehnen Sie an einem Extra-Tag oder nachdem Sie beim Training waren, bitte nicht davor. Bitte fragen Sie Ihren Trainer nach der besten Dehnmethode und lassen Sie sich helfen!

10. Es wird ja bei jeder Gelegenheit gepredigt, aber dieser Punkt gehört einfach in diese Liste: Trinken Sie genug! Trinken Sie drei Liter frisches Wasser oder Tee am Tag. Machen Sie sich klar, dass Ihr Körper zu 60 % aus Wasser besteht und nur funktionieren kann, wenn er genug von seinem „Grundbaustein" zur Verfügung hat. Ob Sie genug trinken oder nicht, entscheidet über Ihre Stoffwechselrate, Ihr Zellalter, das Erscheinungsbild von Haut und Haar, die Fließgeschwindigkeit Ihres Blutes, usw. Die Liste kann man lange fortsetzen. Um ein Gefühl dafür zu bekommen, können Sie am Anfang Buch darüber führen, wie viel und was Sie getrunken haben. Das hilft Ihnen dabei, das richtige Augenmaß zu bekommen.

11. Sie denken, einen Personal Trainer engagieren nur Hollywoodstars? Diese Zeiten sind lange vorbei. Es ist sehr wichtig, dass man weiß, welcher Trainings- und Ernährungsplan zu einem passt. Noch wichtiger ist es, die entsprechenden Übungen richtig auszuführen. Sie können zwei Stunden im Studio verbringen mit einem nicht messbaren Effekt oder Sie können 45 Minuten konzentriert trainieren und in kürzester Zeit tolle Erfolge erzielen. Sprechen Sie mit den Trainern vor Ort oder engagieren Sie einen Personal Trainer für eine Zeitspanne, die Sie für richtig halten. Glauben Sie mir, Sie sparen nicht nur Zeit, sondern Sie ersparen sich auch den Frust, weil es wieder nicht funktioniert hat.

12. Schaffen Sie sich Anker. Speichern Sie jede gute Trainingseinheit ab. Und eignen Sie sich die Fähigkeit an, diese abzurufen. Verknüpfen Sie Ihr Training mit der Musik, die Sie beim Work-out hören. Wenn Sie dann mal wieder ein Motivationstief haben oder nicht von der Couch kommen, schalten Sie die Musik ein und erinnern Sie sich. Lassen Sie alle guten Gefühle, die Sie mit dem Training, mit dem Gefühl nach dem Training und mit Ihrer Vision von sich mit Ihrem neu geformten Körper verbinden, über sich regnen. Solche Erinnerungs- und Visualisierungstechniken helfen, sich zu pushen und das Ziel nie aus den Augen zu verlieren – probieren Sie es aus!

13. Planen Sie Ihr Training fest ein, und zwar in der gleichen Weise, wie Sie ein Meeting oder einen anderen Termin fest einplanen. Lassen Sie einen Arztbesuch einfach ausfallen? Oder ein Treffen mit dem Chef? Na also. Warum sollten Sie das Training ausfallen lassen? Und versuchen Sie erst gar nicht, mit schlechten Ausreden sich selbst auszutricksen.

14. Wir kommen an den Anfang zurück: Setzen Sie sich realistische Ziele. Und überfordern Sie sich nicht gleich. Es ist nun mal so: Man macht aus einem Mops keinen Windhund, egal wie der Ernährungs- und Trainingsplan aussieht. Aber Sie können stets den besten Körper erreichen, den Ihre Genetik für Sie vorgesehen hat. An sich selbst zu arbeiten und sich in seinen Möglichkeiten zu verbessern – das ist das Ziel. Alles andere wird Sie langfristig enttäuschen und so frustrieren, dass Ihre Sporttasche einstaubt. Das bedeutet nicht, dass Ihre Träume nicht wahr werden können. Glauben Sie an sich und greifen Sie ruhig nach den Sternen, aber bitte step by step. Nicht das Anfangen wird belohnt, sondern allein das Durchhalten.

15. Und die letzte Strategie: Essen Sie regelmäßig über den Tag verteilt. Bitte kasteien Sie sich nicht so lange mit Hunger, bis die große Fressattacke kommt. Essen Sie 5–7 kleinere Mahlzeiten (über den Tag verteilt). So bleibt Ihr Stoffwechsel auf Hochtouren und es kann sich gar kein übermäßiges Hungergefühl entwickeln. Ihre Muskeln werden die ganze Zeit über mit ausreichend Nährstoffen versorgt, was wiederum für ein gutes Muskelwachstum und damit einen höheren Grundumsatz sorgt. Wenn Sie in der Anfangsphase immer noch mit Heißhungerattacken zu kämpfen haben, ergänzen Sie Ihre Ernährung um 3 g Glutamin (vor dem Schlafengehen). Das hilft, den Blutzuckerspiegel im Griff zu behalten.

Die besten Schlanktipps

1. Ablenkung:
Wenn Sie den kleinen Hunger verspüren, obwohl noch keine Mahlzeit auf dem Plan steht, so lenken Sie sich ab. Fangen Sie an, Ihren Geist zu beschäftigen, z. B. mit Lesen oder dem Lösen von Aufgaben. So wird der kleine Hunger unterdrückt.

2. Mehr Ballaststoffe:
Führen Sie Ihrem Körper mehr Ballaststoffe zu. Ballaststoffe sättigen und begünstigen Ihre Verdauung, wodurch Sie verbessert Nährstoffe aufnehmen können.

3. Mehr Vollkornprodukte:
Vollkornprodukte enthalten viele Nährstoffe, die Sie länger sättigen, Ihre Verdauung fördern und Sie fit halten.

4. Mehr Bewegung:
Mehr Bewegung erhöht den Stoffwechsel. Dadurch lassen sich vermehrt Kalorien verbrennen und der Fettabbau lässt sich erleichtern. Benutzen Sie z. B. lieber die Treppen anstelle des Aufzugs, usw.

5. Kleines Geschirr:
Benutzen Sie beim Servieren der Mahlzeiten kleinere Teller, dadurch wirken die Portionen größer und sättigen schneller. Das Auge isst schließlich mit und Sie neigen nicht dazu, zu große Portionen zu essen.

6. Genug Schlaf:
Geben Sie Ihrem Körper ausreichend Schlaf, mindestens acht Stunden. Bei zu wenig Schlaf oder Schlafentzug wird zu wenig des Sättigungshormons Leptin produziert und man schüttet tagsüber vermehrt das Hormon Ghrelin aus, das den Appetit fördert und den Stoffwechsel verlangsamt.

7. Mehr gesundes Fett:
Fügen Sie Ihrer Ernährung gesunde Fette hinzu, ca. 50–60 g ungesättigte Fettsäuren täglich. Sie finden diese z. B. in Oliven-, Raps- oder Leinöl sowie in Hülsenfrüchten (Walnüsse, Erdnüsse, Mandeln usw.). Diese gesunden Fette sind für zahlreiche hormonelle Prozesse im Körper verantwortlich und erhöhen die Fettverbrennung.

8. Einkaufsliste:
Machen Sie sich zu Hause, d. h. vor Ihrem Einkauf, eine Einkaufsliste mit gesunden Lebensmitteln, die Sie benötigen, und nehmen Sie diese Liste mit in den Supermarkt. Das verhindert den Kauf von ungesunden und unnötigen Lebensmitteln.

9. Mit vollem Magen einkaufen:
Gehen Sie niemals mit leerem Magen einkaufen. Das verleitet nur zu spontanen Einkäufen ungesunder Lebensmittel. Stattdessen sollten Sie direkt nach den Mahlzeiten einkaufen gehen. So umgehen Sie es, für Ihre Gelüste einzukaufen, und besorgen nur die nötigen Dinge.

10. Trinken:
Trinken Sie täglich ausreichend Wasser. Viel Flüssigkeit ist wichtig für einen optimalen Stoffwechsel und für zahlreiche Stoffwechselprozesse im Körper, aber halten Sie sich vornehmlich an Wasser, mindestens zwei bis drei Liter täglich.

11. Frühstück:
Frühstücken Sie am Morgen. Gerade am Morgen benötigt Ihr Körper durch die nächtliche Fastenzeit vermehrt Nährstoffe. Es gibt Ihnen Kraft für den Start in den Tag und verhindert, dass Sie beim Auslassen des Frühstücks später am Vormittag zu ungesunden Lebensmitteln greifen. So vermeiden Sie auch gewöhnliche Heißhungerattacken und sind leistungsfähiger.

12. Abends weniger Kohlenhydrate:
Ab dem späten Nachmittag sollten Sie Ihre Kohlenhydratzufuhr stark reduzieren, da Ihr Körper ab diesem Zeitpunkt nicht mehr viel Energie benötigt und durch die von Kohlenhydraten ausgelöste erhöhte Insulinausschüttung der Fettabbau nur erschwert wird. Setzen Sie stattdessen vermehrt auf eiweißhaltige und

ballaststoffreiche Kost. Das erhöht den Stoffwechsel bis zum Abend hin und erleichtert den Fettabbau.

13. Schummeltag:

Ein Mal pro Woche sollten Sie einen Schummeltag einführen, an dem Sie nach Herzenslust essen, wonach es Ihnen gelüstet. Das hält zum einen den Stoffwechsel in Schwung und zum anderen auch die Motivation.

14. Langsam essen:

Essen Sie langsam und schlingen Sie nicht. Dadurch erhöht sich der Speichelfluss, der die Verdauung fördert, und Ihr Gehirn produziert ein Sättigungshormon, wodurch Sie weniger essen.

15. Naturbelassene Produkte:

Meiden Sie verarbeitete Lebensmittel und essen Sie stattdessen möglichst naturbelassene Lebensmittel, wie z. B. Vollkornprodukte, usw. Verarbeitete Lebensmittel besitzen meist kaum Nährstoffe und sättigen nicht sehr lang trotz ihres hohen Kaloriengehaltes. Naturbelassene Produkte sind meist kalorienärmer und sättigen länger, da sie dem Körper mehr Nährstoffe bieten. Erhält der Körper ausreichend Nährstoffe, so tritt ein längeres Sättigungsgefühl ein. Wer kennt es nicht: Man isst einige Scheiben Toastbrot und kurze Zeit später kommt das Hungergefühl zurück. Das liegt daran, dass das Toastbrot keine Nährstoffe enthält und der Körper diese weiterhin verlangt. Dadurch entsteht das erneute Hungergefühl, das dem Körper signalisiert, dass er Nährstoffe benötigt.

16. Weniger auswärts essen:

Essen Sie weniger auswärts. Bereiten Sie Ihre Mahlzeiten stattdessen für den Tag vor und nehmen Sie diese in Frischhaltedosen mit. Das veranlasst Sie weniger dazu, irgendwo einen fetthaltigen oder süßen Snack einzunehmen. Dies spart Kalorien und kommt Ihrem Geldbeutel zugute.

17. Auf Etiketten achten:

Oft sind auf den Etiketten keine genauen Angaben vermerkt, oder es wird der Kaloriengehalt pro Portion angegeben, sodass Sie dadurch irregeführt werden und zu der Annahme verleitet werden, das Lebensmittel besäße weniger Kalorien. Achten Sie auf die Zutatenlisten: Je früher Zucker aufgelistet wird, desto mehr ist davon darin enthalten. Oftmals werden statt Zucker auch die Begriffe Saccharose, Glukosesirup oder Fruchtzucker verwendet. Also Augen auf beim Kauf.

18. Vermeiden Sie Stress:

Durch Stress erhöht sich die Ausschüttung des Hormons Cortisol. Cortisol hemmt den Fettabbau und wirkt katabol (Muskel abbauend). Versuchen Sie also, unnötigem Stress aus dem Wege zu gehen. Auch ein Übertraining bedeutet für den Körper Stress. Geben Sie also auch Ihrem Körper genügend Ruhe und Sie werden sich fitter und gesünder fühlen.

19. Viele kleine Mahlzeiten:

Essen Sie statt der üblichen drei großen Mahlzeiten fünf bis sieben kleine Mahlzeiten. Zum einen steigert das den Stoffwechsel, wodurch Ihnen die Fettverbrennung erleichtert wird, und zum anderen wird dadurch Ihr Körper optimal über den Tag hinaus mit Nährstoffen versorgt.

20. Eiweißreiche Kost:

Ihr Körper benötigt ständig Eiweiß. Eiweiß ist der Baustoff für Ihre Zellen und Regenerationsprozesse. Fügen Sie also jeder Ihrer Mahlzeiten Protein hinzu. Wussten Sie, dass Eiweiß den Stoffwechsel um ca. 25 % steigert? Kohlenhydrate und Fett steigern den Stoffwechsel dagegen nur um ca. 5 %.

21. Kaffee und grüner Tee:

Kaffee steigert die Freisetzung von Fettsäuren und somit die Fettverbrennung. Grüner Tee enthält sog. Catechine, die ebenfalls zu einer verbesserten Fettverbrennung beitragen. Trinken Sie täglich ein bis zwei Becher Kaffee und grünen Tee.

22. Krafttraining:
Intensives Krafttraining bewirkt einen Nachbrenneffekt, d. h. der Körper verbrennt auch noch nach der Aktivität vermehrt Kalorien. Dies fördert die Fettverbrennung. Der Nachbrenneffekt kann je nach Intensität bis zu 24 Stunden betragen. Gewöhnliches aerobes Training von geringer Intensität besitzt einen derartigen Nachbrenneffekt nicht und ist nur von sehr kurzer Dauer.

23. Muskeln:
Je mehr Muskeln Sie aufbauen, desto mehr Kalorien verbrennen Sie täglich auch im Ruhezustand, denn Muskeln müssen ständig mit Nährstoffen versorgt werden. Sie werden auch als die Fettverbrenner Nr. 1 bezeichnet. Je mehr Muskelmasse Sie aufbauen, desto mehr Fett werden Sie verbrennen.

Die fünf häufigsten Fehler im Fitnessstudio

Fehler Nr. 1: Schlechte Ausführung nachmachen
Oft im Studio zu sehen: Ein Studiomitglied beobachtet ein anderes bei der Ausführung einer Übung und versucht dann, diese eigenständig nachzumachen, ohne zu wissen, worauf zu achten ist und ob die Übung korrekt ausgeführt wurde.

Fehler Nr. 2: Zu leichte Gewichte verwenden
Dies ist ein Fehler, der häufig bei Frauen auftritt. Sie sind ängstlich, dass sie zu viel an Muskulatur aufbauen könnten. Dies wird aber nicht geschehen, weil dafür das Testosteron-Level viel zu gering ist. Mit schwereren Gewichten werden Sie Ihre Muskeln formen, Fett abbauen und eine bessere Silhouette erlangen. Verschwenden Sie keine Zeit daran, mit z. B. 2 kg Kurzhanteln Ausfallschritte auszuführen. Dies wird Ihnen keinen Nutzen bringen. Muskeln benötigen eine Herausforderung, um reagieren zu können. Verwenden Sie schwerere Gewichte bei korrekter Übungsausführung.

Fehler Nr. 3: Die Übung zu schnell ausführen
Reduzieren Sie die Geschwindigkeit während der Übungsausführung und arbeiten Sie kontrolliert. Je schneller Sie das Gewicht bewegen, desto weniger werden Ihre Muskeln arbeiten. Nehmen Sie als Richtlinie 1 Sek. für das Heben des Gewichts und 3 Sek. für das Absenken des Gewichts. So erlangen Sie mehr Spannung in Ihrer Muskulatur und gestalten Ihr Training effektiver – bzw. halten Sie sich an die Vorgaben in den Trainingsplänen.

Fehler Nr. 4: Falsche Ernährung
Dies ist bei den meisten Personen das größte Problem. Sie ernähren sich falsch und erwarten dennoch die besten Resultate. Training ist dreimal pro Woche. Gegessen wird 35-mal die Woche.

Fehler Nr. 5: Immer das gleiche Trainingsprogramm ausführen
Viele von Ihnen führen tagein, tagaus, Jahr für Jahr das gleiche Trainingsprogramm aus. Der Körper gewöhnt sich an das Trainingsprogramm und kennt nach einiger Zeit die Prozedur. Die Folge ist, dass er sich anpasst und nicht mehr darauf reagieren wird. Verschwenden Sie also nicht Ihre Zeit, und versuchen Sie, Ihre Muskeln immer neuen Reizen auszusetzen, um auch weiterhin Erfolge verzeichnen zu können.